Filbert

Meine Adipositas-OP

Meine Adipositas-OP

Wie ich es geschafft habe, ein neuer Mensch zu werden, und wie auch Ihnen das gelingt

Christina Filbert

TRIAS

Bibliografische Information der Deutschen Nationalbibliothek
Die Deutsche Nationalbibliothek verzeichnet diese Publikation in der Deutschen Nationalbibliografie; detaillierte bibliografische Daten sind im Internet über http://dnb.d-nb.de abrufbar.

1. Auflage 2020

Rüdigerstr. 14
70469 Stuttgart
Deutschland

www.trias-verlag.de

Printed in Germany

Programmplanung: Uta Spieldiener
Projektmanagement: Kathrin Hage
Redaktion: Bettina Snowdon
Umschlaggestaltung:
CYCLUS · Visuelle Kommunikation, Stuttgart
Bildnachweis:
Autoren- und Umschlagfoto: Christina Filbert
Umschlagzeichnung: Parthena Loenicker
Zeichnungen: Christine Lackner, Ittlingen
Satz: Ziegler und Müller, text form files, gesetzt auf APP/3B2, V. 9
Druck: Westermann Druck Zwickau GmbH, Zwickau

ISBN 978-3-432-11020-2 1 2 3 4 5 6

Auch erhältlich als E-Book:
eISBN (epub) 978-3-432-11021-9

Liebe Leserin, lieber Leser,

hat Ihnen dieses Buch weitergeholfen? Für Anregungen, Kritik, aber auch für Lob sind wir offen. So können wir in Zukunft noch besser auf Ihre Wünsche eingehen. Schreiben Sie uns, denn Ihre Meinung zählt!

Ihr TRIAS Verlag

Kontakt:
kundenservice.thieme.de

Lektorat TRIAS Verlag
Postfach 30 05 04, 70445 Stuttgart

Abonnieren Sie unsere Newsletter:
www.trias-verlag.de/newsletter

Besuchen Sie uns auf facebook
www.facebook.com/trias.tut.mir.gut

Besuchen Sie uns auf facebook
www.facebook.com/mama.mag.trias

Folgen Sie uns auf Instagram
www.instagram.com/trias_verlag

Lassen Sie sich inspirieren
www.pinterest.com/triasverlag

Die Autorin

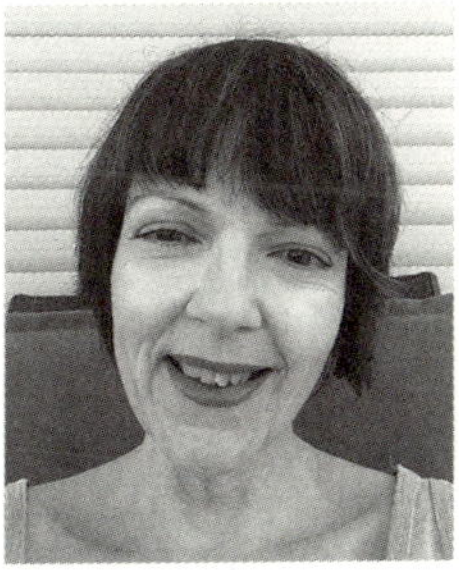

Christina Filbert hat es geschafft, mit einer bariatischen OP – Mini-Magenbypass (MGB) – über 70 Kilo abzunehmen. Schon als Kind übergewichtig, sammelte sie über die Jahre 140 Kilo Körpergewicht an. Irgendwann ging gar nichts mehr, und die gelernte Bibliothekarin machte sich auf den langen und für sie erfolgreichen Weg, mit einer Magen-OP abzunehmen. Heute lebt sie »leicht«, isst und kocht dennoch gerne und entspannt. Über ihren Blog büchermaus_lebt_gesund lässt sie andere an ihren kulinarischen und bibliothekarischen Genussmomenten teilhaben. Sie wohnt mit ihren Katzen Jesse und McKnee in der Nähe von Frankfurt.

Inhalt

Ein paar Gedanken vorweg

Ich bin Christina Filbert, beim Schreiben dieses Buches 47 Jahre alt, und habe mit 70 Kilo heute ein normales Gewicht. Noch 2016 war ich meilenweit von so einem gesundheitlichen Erfolg entfernt und wäre für ein solches Buchprojekt nie infrage gekommen. Nach einer Jahrzehnte andauernden Odyssee von Diätmisserfolgen hatte ich mein bis dahin höchstes Gewicht und den Tiefpunkt in meiner Gesundheit erreicht: Ich wog 141 Kilo, litt unter Bluthochdruck, Herzrhythmusstörungen, Rückenschmerzen, Schmerzen in den Füßen und Knien, leichter Inkontinenz, einem beginnenden Diabetes und mehrmals im Monat unter Migräne. Mit anderen Worten: Ich war körperlich ein Wrack.

Im Jahr 2016 entschloss ich mich, einen Antrag auf eine bariatrische Operation zu stellen, nachdem ich den Gedanken über Jahre immer wieder verworfen hatte. Er wurde genehmigt, ich operiert und nach zwei Jahren hatte ich mich halbiert, einen normalen Body-Mass-Index (BMI) erreicht und – was am wichtigsten ist – meine Gesundheit grundlegend verbessert. Was sich so einfach in ganz wenigen Sätzen beschreiben lässt, war ein beschwerlicher Weg, von dem ich in meinem Buch berichte.

Was ich mit diesem Buch erreichen möchte

Als im Jahr 2018 die Leiterin meiner Selbsthilfegruppe vom TRIAS-Verlag angefragt wurde, ob sie eine Patientin für ein Buchprojekt empfehlen könne, schlug sie mich vor. Ich war erst einmal perplex. Dann war ich ein bisschen ängstlich – schließlich hatte ich noch nie ein Buch geschrieben. Die Frage, ob ich ablehne, hat sich aber nicht gestellt, weil ich sofort an die stark übergewichtigen Menschen denken musste, die mir im Laufe eines Tages begegnen und die ich gerne in den Arm nehmen würde, um zu sagen: »Brauchst du Hilfe?« Weil ich mich das im Alltag nie trauen würde, kann ich über dieses Buch meine

Umarmung weitergeben und allen, die in einer ähnlichen Situation sind wie ich es war, eine wirkliche Hilfestellung geben.
Das Buch soll auch Angehörige oder Interessierte ansprechen, die einen Einblick in die Situation von adipösen Menschen gewinnen wollen. Schließlich kann man nur Verständnis für einen Menschen entwickeln, wenn man nachvollziehen kann, was in ihm vorgeht. Ich hoffe, mir gelingt es, durch das Buch für mehr Verständnis in der Gesellschaft zu werben.

Menschen mit Übergewicht sind nicht dumm und faul. Ihnen fehlt nicht einfach nur die Disziplin, die schlanke Menschen haben.

Wer schlank ist, ist nicht permanent glücklich und wer übergewichtig ist, ist nicht zwingend unglücklich. Wir stecken andere gerne in Schubladen, weil es uns hilft, unseren Alltag zu bewältigen. So wie unser Gehirn Ebenmaß als schön empfindet, so deutet es alles, was aus dem Schema fällt, negativ. Menschen mit viel Volumen fallen nun mal auf und entsprechen weder dem gängigen Schönheitsideal, noch wird das Dicksein von den meisten als schön empfunden. Und doch liegt Schönheit im Auge des Betrachters und Verständnis und ein liebevoller Umgang miteinander helfen, das Leben mit seinen Herausforderungen besser zu bewältigen, als wenn wir in Schubladen gesteckt und verurteilt werden, wenn wir nicht hineinpassen. Und sind wir mal ehrlich – wer will schon in eine Schublade gesteckt werden, ob er nun reinpasst oder nicht. Ich bin ein Mensch – kein Paar Socken!

Ich schreibe in diesem Buch über mein Leben, die Fehler, die ich gemacht habe, über meine Depressionen und Angstzustände, die es zu bewältigen galt. Ich erzähle von Misserfolgen, von meinem nur auf mich konzentrierten Verhalten in meinen schlechten Phasen, die es meinen Mitmenschen manchmal sehr schwer gemacht haben, von meinen Lebenslügen. Und letztendlich erzähle ich von meinem Weg zur Operation und über die Zeit danach. Es geht auch um all die Probleme, die Kämpfe und die Aufgaben, die man als Magenoperierter täglich bewältigen muss, und leider auch um die Rückschläge. Schließlich bin ich durch die Operation nicht zur Superwoman mutiert, und so ringe ich auch heute noch immer mal wieder mit meinem gestörten Essverhalten und mit den Anforderungen durch die Operation.

Ich will Ihnen zu einem besseren Leben verhelfen

Aber – und das ist viel wichtiger als all diese kleinen und größeren Herausforderungen – ich schreibe auch davon, wie die Operation mir zu einem besseren Leben verholfen hat, ja, wie ich ein ganz neues Leben erhalten habe! Ich möchte nicht mehr zurück in meine alte Haut und bin unglaublich froh, die schwere Last mit all ihren gesundheitlichen Problemen ein für alle Mal hinter mir gelassen zu haben. Ich will Adipöse ermutigen, eine Lösung für ihr Problem zu finden. Der Eingriff kann und darf dabei nur die letzte Option sein! Doch für den Fall, dass alle anderen Optionen gescheitert sind, möchte ich Ihnen die Hand reichen, wenn Sie den Schritt wagen möchten. Denn eines ist klar: Unterm Strich habe ich durch die Operation eine Menge an Lebensqualität zurückgewonnen und ich wünsche mir, dass ich Ihnen bei der Entscheidung für eine solche OP mit meinen Erfahrungen beiseitestehen und Adipositas den Kampf ansagen helfen kann.

Wenn Sie dieses Buch lesen, haben Sie sich vielleicht auch schon mit den Möglichkeiten der Operation etwas vertraut gemacht. Im letzten Teil des Buches fasst die Diplom-Ökotrophologin Dr. Heike Raab in einem kleinen Überblick für Sie Voraussetzungen, Techniken und organisatorische Bedingungen zusammen, die geklärt werden müssen, wenn man eine solche OP in Betracht zieht. So haben Sie eine weitere Basis als Entscheidungshilfe.

Ein offenes Wort

Es ist nicht einfach, das eigene Leben zwischen zwei Buchklappen wiederzufinden. Die eigenen Fehler erneut zu durchleben ist unangenehm. Noch schwieriger ist für mich aber, dass auch Menschen betroffen sind und getroffen werden, die mir nahestehen. Das schreibe ich nicht, um bemitleidet zu werden. Es gibt viele Menschen, die täglich härter ums Überleben kämpfen, als ich mir auch nur vorstellen kann. Es geht mir auch nicht darum, alte Rechnungen zu begleichen, ob bei Familie, Freunden oder Kollegen – es sind gute Menschen, von denen die Rede ist.

Doch es sind nun mal unsere sozialen Kontakte, die uns prägen, und auch ich habe eine Prägung erhalten und Erfahrungen gesammelt. Ich teile dies in den ersten Kapiteln mit Ihnen, damit Sie besser verstehen, welche Auslöser es auf dem Weg zu Adipositas Schweregrad 3 geben kann. Vielleicht finden Sie sich wieder in meiner Erzählung, vielleicht liegen bei Ihnen andere Gründe vor. Mein Wunsch ist es, Ihnen exemplarisch an meiner Erfahrung zu zeigen, dass der Diagnose Adipositas ein langer Weg vorausgeht und Diäten oder Sätze wie »Iss doch mal weniger und mach Sport« nicht helfen. Es geht in meiner Geschichte nicht darum, einen Schuldigen zu finden, oder um Scham. Es geht darum, wieder über mein Leben und Handeln zu bestimmen und Verantwortung zu übernehmen. Nur so ist Veränderung möglich. Oder wie mein behandelnder Chirurg Professor Weiner zu mir sagte: »Ich operiere Sie am Bauch und nicht am Kopf.«

Zum Schluss wünsche ich Ihnen viel Spaß beim Lesen und hoffe, dem ein oder anderen Mut zu machen, seinen Weg zu einem gesünderen Leben zu finden!

Ihre
Christina Filbert

Kapitel 1
Wie ich dick wurde

Meine Gewichtsprobleme begannen schon im Grundschulalter. Einerseits aß ich einfach gerne, andererseits spielte Essen in unserer Familie immer eine große Rolle, bei der es um mehr als um die reine Nahrungsaufnahme ging. Schon als Teenager hatte ich mit einer manifesten Essstörung zu kämpfen. Schwierigkeiten beim Start in den Beruf setzen die Abwärtsspirale dann endgültig in Gang. Irgendwann gab ich es auf, mein Essverhalten kontrollieren zu wollen. Erst das Erreichen der Marke zur »Superadipositas« brachte mich zum Umdenken und letztlich auf den Weg zur OP.

Einleitung

Als ich mich entschlossen hatte, dieses Buch zu schreiben, stellte sich mir die Frage, wie ich mit meiner Vorgeschichte umgehe. Einerseits ist es wichtig, zu verstehen, dass Adipositas nicht ohne Grund entsteht und jeder, so auch ich, ein Produkt seiner Lebensgeschichte ist. Andererseits hat das, was ich teilen kann und will auch Grenzen. Mir ist heute bewusst, dass es viele Probleme in meiner Familie gab, die das Entstehen meiner Adipositas gefördert haben. Aber mit dem Abstand, den ich heute habe, sehe ich auch immer mehr meinen Anteil daran.

Ich stamme aus einer typischen Arbeiterfamilie

Ich wurde in eine typische Arbeiterfamilie der 1970er-Jahre geboren. Die Sorte, über die Comedians gerne Witze machen, wie »wir haben unsere Kindheit mit giftgrünen Gummibärchen, Autofahren ohne Kindersitze oder Skifreizeiten überlebt«. Bereits in der Grundschule hatte ich mehr auf den Rippen als die anderen Kinder. Ich war immer verträumt und sensibel. Hatte ich die Wahl, dann verbrachte ich meine Freizeit lieber mit einem Buch oder vor dem Fernseher, als mit den anderen aus dem Dorf draußen zu spielen. Ich hatte auch Freunde, mit denen ich gemeinsam im Haus spielte – gleich und gleich gesellt sich gern. Natürlich verbrachten wir auch Zeit im Freien, fuhren Fahrrad, gingen schwimmen, aber ich gehörte nicht zu den Kindern, die während der Sommerferien morgens aus dem Haus gingen und nur zu den Mahlzeiten und zum Schlafen nach Hause kamen.

Mir fiel damals noch nicht auf, dass die anderen, im Gegensatz zu mir, schlank waren und blieben. Heute sticht es mir umso deutlicher ins Auge. Ich glaube, zuerst spielen die Gene eine Rolle, denn ich stamme aus einer Familie, in der viele (fast muss ich sagen, die meisten) mit unterschiedlichem Erfolg mit ihrem Gewicht kämpfen. Offensichtlich gehören wir zu den guten Futterverwertern. Für die Menschheit eine

Qualität, die unser Überleben in Krisenzeiten gesichert hat, für mich in Zeiten des Überflusses eine Bürde.

Der Tisch war immer reich gedeckt

In meiner Familie kam pfälzische Hausmannkost auf den Tisch. Geprägt durch schwierige Zeiten davor, war meiner Familie ein reich gedeckter Tisch immer wichtig. Noch deutlicher zeigte sich das an Feiertagen und Geburtstagen, die an mittelalterliche Festgelage erinnerten. Natürlich waren es auch tolle Zeiten und wir drückten Liebe auch mit leckerem Essen aus. Es gab jede Menge Fleisch, weil mein Vater eine echte Fleischpflanze war, was er gerne mit dem Spruch »ich esse Gemüse, wenn es durch die Wutz gegangen ist« untermalte.

Meine Mutter achtete darauf, dass es auch Gemüse und Salat gab, wobei ich mich nicht erinnern kann, dass es jemals gedünstetes Gemüse pur gegeben hätte. Entweder wurde es mit reichlich Butter, Speck und anderen fettreichen Zutaten versehen oder es kam in einer Mehlschwitze mit einer Menge Sahne daher. Selbst der Salat wurde oft mit Sahne oder Speck vermengt. Und wir hatten einen Süßigkeitenschrank, der immer gut gefüllt war.

Bereits als Kind gehörte ich zu den Menschen, die, wenn sie etwas Gutes essen, nicht mit einer Portion zufrieden sind. Esse ich etwas Leckeres, dann will ich mehr davon essen, das ist noch heute so.

In Kombination mit meiner Neigung, schnell zuzunehmen ein echtes Problem. Natürlich versuchte meine Mutter dagegenzusteuern, aber was wusste man damals über gesunde Ernährung und Diät? Wir machten die Fehler und die Diäten, die damals alle anderen auch machten. Heute wissen wir, dass vieles nicht funktionieren konnte und nur eine Ernährungsumstellung der Familie Erfolg versprochen hätte.

Lange Zeit aß ich auch pro Tag zwei vollwertige warme Mahlzeiten mit reichlich Kalorien. Da meine Eltern beide berufstätig waren, aß ich mittags bei meinen Großeltern und abends bei meinen Eltern warm. Würde ich heute zweimal täglich diese deftigen Mahlzeiten essen, würde ich innerhalb kürzester Zeit nicht mehr durch die Tür passen. Als Kind konnte ich einiges durch den Bewegungsdrang, den Kinder haben, kompensieren, aber eben nur einen Teil. Und je älter ich wurde, umso mehr setzte sich die Stubenhockerin in mir durch. Meine Mutter überlegte sogar, mich zur Kur zu schicken, doch ich wehrte mich sehr dagegen, weil ich große Angst hatte, aus meinem gewohnten Umfeld gerissen zu sein.

Ich begann, mein Gewicht als Problem zu sehen

In dieser Zeit brannte sich bei mir ein Gefühl von Minderwertigkeit ein. Ich war moppelig und das war nicht okay.

Ich hatte immer den einen Gedanken im Kopf: Ich muss abnehmen. Es gab Phasen in meinem Leben, da schien nichts anderes zu zählen. Und natürlich wurde dieses mangelnde Selbstbewusstsein und das Gefühl der Minderwertigkeit immer wieder mit negativen Erlebnissen gefüttert.

Ich war eine Versagerin im Sportunterricht. Sportgeräte wie Bock oder Barren waren für mich Folterinstrumente. Und was machen die anderen Kinder, wenn man in einem Parcours mit seinem dicken Hintern unter der Sitzbank stecken bleibt? Klar, sie lachen. Die Scham, die ich empfand, war riesig. Es sollte Jahrzehnte dauern, bis ich Sport zum Stressabbau für mich entdeckte.

Auch Kleidung kaufen, insbesondere Hosen, war eine Tortur. Verkäuferinnen in Bekleidungsgeschäften sind in meiner Erinnerung ziemlich unsensible Wesen. Kommentare wie »Was, das passt Dir nicht? Ich weiß nicht, ob wir überhaupt eine größere Größe im Laden haben!« sind mir in Erinnerung geblieben und lassen mich noch heute bei der freundlichen Frage einer Verkäuferin »Kann ich Ihnen behilflich sein?« mit einem panischen »Nein danke!« antworten.

Die Licht- und die Schattenseiten

Jeder hat negative und positive Erlebnisse, die ihn prägen. So war es auch bei mir. Es gab viele glückliche Momente in meiner Kindheit und Teenagerzeit. Besonders schöne Erinnerungen verbinde ich zum Beispiel mit den jüngeren Geschwistern meiner Mutter. Als ich geboren wurde, waren sie selbst noch sehr jung. Bis heute gibt es da noch eine Verbundenheit, die mehr mit Freundschaft als Verwandtschaft zu tun hat.

Leider gab es aber eben auch, wie überall, die Schattenseiten. Mir fehlte das Gefühl, mein Zuhause sei ein sicherer Hafen und das, was man heute positive Bestärkung nennt. Auch gab es Situationen, die ein Kind nicht erleben sollte. Die Cousine meiner Mutter, zu der ich ein enges Verhältnis hatte, starb mit 16 Jahren an Leukämie. Ich war damals vier Jahre alt. Dieses Ereignis prägte mich sehr. Als Kind denkt man nicht an Tod und Krankheit und hält sich für unbesiegbar. Vermutlich erklärt das auch, warum ich furchtbare Angst vor Ärzten hatte und ich einmal vor einer eigentlich sehr netten Ärztin sogar bis auf die Straße geflüchtet war.

Mein heutiger Blick auf meine Kindheit

Heute sehe ich meine Kindheit in einem milderen Licht. Wenn man erwachsen ist, lernt man einerseits, dass Eltern und Familie auch nur Menschen sind und eben Fehler machen. Auf der anderen Seite habe ich auch erkannt, dass meine Art, mit Problemen umzugehen, nicht wirklich gesund war. Auch heute neige ich noch dazu, negativen Erlebnissen oder Sorgen viel zu viel Bedeutung beizumessen. Bereits als

Kind fraß ich – im wahrsten Sinne des Wortes – vieles in mich hinein. Ich zog mich in meine eigene Welt zurück. Während andere Kinder sich draußen gerne austobten, war ich am glücklichsten mit einem Buch, ein paar selbstgebackenen Keksen und einem Glas Milch.

Ich entschied mich also schon früh, dass ein sicherer Rückzugsort, der mir allein gehört, für mich sehr wichtig ist.

Weil mir diese Rückzugsmöglichkeit so wichtig ist, habe ich mich später für ein Leben ohne Mann und Kinder entschieden und bedauere diese Entscheidung auch heute nicht. Dazu trägt sicherlich nicht nur die Prägung aus meiner Kindheit bei, sondern es sind auch ganz einfach Zufälle oder verpasste Chancen im Leben.

Wer wie ich bereits als Kind übergewichtig ist, der ist eher selten mit großem Selbstbewusstsein ausgestattet. Ich hatte bereits einige Enttäuschungen einstecken müssen. Als ich in die Teenagerjahre kam, wo Jungs ein Thema werden, sind mir noch einige weitere Dämpfer verpasst worden.

Die Entscheidung für einen Beruf

Ich habe lange gegrübelt, warum ich nicht – so wie andere in meiner Familie – Probleme besser verarbeitet habe. Ich litt immer eher still vor mich hin. Das erklärt auch, warum ich zwar nach dem Abitur gerne studiert hätte, mich aber dagegen entschied, denn in meiner Familie war die Meinung eindeutig gegen ein Studium. Ich wollte möglichst schnell selbstständig sein und zu Hause ausziehen, auf eigenen Beinen stehen.

Heute bedauere ich, meiner Familie lange Zeit vorgeworfen zu haben, mich in meinem Wunsch zu studieren nicht unterstützt zu haben. Meine Familie hat mir zu dem geraten, was ihr sinnvoll erschien – was bei mit aber so ankam, als würde sie mir ein Studium nicht zutrauen. Heute weiß ich, dass das absoluter Unsinn war, aber mit 19 und einer großen Unsicherheit, welcher Beruf der richtige für mich ist und ob ich den kommenden Herausforderungen gewachsen sein würde, interpretierte ich ihre Zweifel an der Universität als Zweifel an mir.

Ich bewarb mich nach dem Abitur für den gehobenen nichttechnischen Verwaltungsdienst, unter anderem als Bibliothekarin, um im öffentlichen Dienst eine Stelle zu ergattern. Das Beamtentum war ein großer Favorit meiner Familie und rückblickend war es eine gute Entscheidung für mich.

Verflixte Zwanziger – die Abwärtsspirale beginnt

Meine Vorstellungsgespräche waren erfolgreich verlaufen und ich hatte einen Studienplatz zur Diplom-Bibliothekarin an wissenschaftlichen Bibliotheken ergattert. Rückblickend hatte ich großes Glück, denn ich habe mich schlicht bei der öffentlichen Verwaltung im nichttechnischen Bereich beworben, wozu auch das Bundesverwaltungsamt gehört. Die Bibliothek ist jedoch für mich ein weitaus schönerer Ort, ohne dass ich Verwaltungsbeamten zu nahe treten möchte. Ich liebe Bücher – auch wenn es sich etwas lahm anhört, deshalb Bibliothekarin zu werden. Es ist schön, täglich Bücher und andere Materialien in der Hand zu halten. Klar, die Entwicklung geht auch hier in eine andere Richtung, aber ich bin optimistisch, dass Bücher ein wichtiger Teil meiner Arbeit in einer Bibliothek bleiben werden.

Damals wurde man für die Studienzeit (inklusive eines praktischen Teils, der an einer Bibliothek des Bundeslandes absolviert wurde) verbeamtet. Der Studienteil fand damals noch an der Bibliotheksschule in Frankfurt am Main statt und die Ausbildung startete 1991 mit einem mehrmonatigen Studienblock. Ich, das Landei, musste also allein in die Großstadt ziehen und mich dort zurechtfinden. Es war ein harter Aufschlag und ich war permanent überfordert. Die Stadt ist eine echte Herausforderung: In den ersten Monaten wurde mein Portemonnaie gestohlen, ich wurde von Junkies bedroht und ständig sprachen mich windige Gestalten an mit fragwürdigen Angeboten wie »Willst du mitkommen und Gott finden« oder »Willst du für mich arbeiten?«.

Ich reagiere auf den Stress auf bekannte Weise

Ich hatte lange ein bezahlbares Zimmer gesucht, denn die Wohnungssituation war auch damals schon schwierig. In den ersten Tagen wohnte ich in einer Pension, ein teures Vergnügen. Meine Eltern griffen mir finanziell unter die Arme, was mir permanent ein schlechtes Gewissen machte.

Da ich meine Eltern so schnell wie möglich entlasten wollte (und mich auch selbst, wie ich heute begreife, vom unbehaglichen Gefühl der Dankbarkeit befreien wollte), fand ich schließlich mein erstes Zimmer in einem Keller mit einem kleinen Kellerfenster und einer Minitoilette ohne Fenster.

Ich reagierte auf den Stress, wie ich es schon in meiner Teenagerzeit getan hatte: mit unkontrolliertem Essen.

Da ich nur eine Heizplatte zur Verfügung hatte und nicht kochen konnte, waren es Fertiggerichte und Süßigkeiten, die ich in mich hineinstopfte. Ich kannte keine Grenzen und war finanziell ständig in Schwierigkeiten, weil dieses Zeug nicht nur ungesund, sondern auch besonders in den Mengen, die ich aß, einfach zu teuer war. Außerdem kaufte ich dauernd neue Musik-CDs, die ihr übriges zu dem finanziellen Destaster beitrugen.

Nun auch noch finanzielle Schwierigkeiten

Später erfuhr ich, dass solche finanziellen Schwierigkeiten bei Menschen mit einem gestörten Essverhalten nicht ungewöhnlich sind. Mehrfach wurde meine EC-Karte eingezogen, weil ich meinen Dispo überschritten hatte. Der Bankangestellte ging immer von Sonderausgaben für Kleidung oder Gott weiß was aus. Dass ich das Geld überwiegend für Essen ausgab, konnte oder wollte er nie so recht glauben.

Noch heute ist Impulskontrolle beim Einkaufen ein schwieriges Thema für mich. Die Sucht geht ja nicht weg und ich muss immer aufpassen, dass ich nicht anfange zu viel Geld auszugeben, um mich zu trösten oder Stress zu kompensieren.

Rückblickend sehe ich auch, wie sehr mich damals mein mangelndes Selbstbewusstsein und meine konservative Erziehung, die eher die Risiken als die Chancen betonte, einschränkten. Überall sah ich Gefahren lauern, schließlich war in meiner Kindheit bei meiner Familie das Glas immer halb leer und nicht halb voll gewesen, Herausforderungen wurden gemieden und Veränderung war bedrohlich. Mein Selbstvertrauen war sehr schlecht ausgeprägt bis gar nicht vorhanden – ich war extrem schüchtern und ging kaum aus.

Die Prüfung wurde für mich zu einer Demütigung

Als es nach vier Monaten erste Testarbeiten als Vorbereitung für die Zwischenprüfung gab, habe ich eine total verhauen. Ich hatte einfach Verständnisprobleme mit dem sehr eigenen Fachthesaurus der Bibliothekswelt. Als mir der Dozent dann unter vier Augen mitteilte, er halte mich für ungeeignet für diesen Beruf, und mir riet aufzuhören, war ich extrem geschockt. Bin ich zu dumm zu verstehen? Bin ich für den Beruf ungeeignet?

Zum Glück waren wir eine lustige Truppe in der Bibliotheksschule und halfen uns gegenseitig. Deshalb fasste ich mir ein Herz und erzählte meinen Kommilitonen von dem Gespräch. Sie waren wie ich fassungslos. Schließlich fragte ich die Vorgesetzte des Dozenten, ob sie seine Meinung teile. Sie fiel aus allen Wolken und versicherte mir, dass Anfangsschwierigkeiten besonders in diesem Prüfungsfach nicht ungewöhnlich seien. Ich hatte mir unnötige Sorgen gemacht.

Nach diesem erneuten Knick in meinem kaum vorhandenen Selbstbewusstsein wurde ich ins kalte Wasser geworfen: Ich begann mit dem praktischen Teil an einer Universitätsbibliothek in Rheinland-Pfalz. Die Bibliothek wurde damals sehr konservativ geführt und ich wusste oft nicht, was eigentlich von mir erwartet wurde, da ich im Theorieteil eben nur die Theorie kennengelernt hatte, in der Bibliothek aber der vorherrschende Satz lautete: »Wir haben das schon immer so gemacht«. Bibliotheken waren in den Neunzigern allgemein immer noch sehr altmodisch geführte Orte mit introvertierten Menschen. Heute hat sich vieles verändert und ich bin sicher, diese Universitätsbibliothek ist heute ein völlig anderer Arbeitsplatz. Als Auszubildende wurde ich auch gerne von älteren Kollegen an meinen Platz verwiesen. So durfte ich beispielsweise ein Zimmer nicht betreten und musste vor der Tür warten, wenn der Kollege nicht anwesend war. Jüngere Kollegen gingen anders damit um und so saß ich öfters zwischen den Stühlen, wenn die Jüngeren mir erlaubten etwas zu tun, was die älteren anzweifelten. Das führte immer wieder zu peinlichen Situationen, legte Konflikte zwischen Kolleginnen bloß – und ich mittendrin. Ich denke, es ist keine Überraschung, dass ich mich in der Bibliothek nicht sehr wohl fühlte.

Jetzt beginnen die gesundheitlichen Probleme

Das ungesunde Essen, der Stress und die Ängste, die ich empfand, forderten ihren Tribut: Ich reagierte mit Magenschleimhautentzündungen und fiel deshalb immer wieder krankheitsbedingt aus.

Zu Beginn des Praktikums zog ich in die Stadt um, in der sich meine Arbeitsstelle befand. Ich ergatterte ein Zimmer für Wochenendheimfahrer. Einerseits fuhr ich gerne nach Hause, weil ich mich mit meinen Freunden aus der Schulzeit treffen konnte, andererseits gab es Situationen in meiner Familie, in denen ich mich nicht wohl fühlte. Und Angst war seit meiner Kindheit ein ständiger Begleiter. Angst ist, wenn sie das Leben bestimmt und alle Entscheidungen diktiert, gefährlich und macht krank.

Ich reduziere den Kontakt

Mit der Zeit fuhr ich seltener nach Hause. Das schränkte wiederum den Kontakt zu meinen Freunden ein, denn ein Telefon hatte ich nicht und – die Älteren werden sich erinnern – es gab keine Handys.

Natürlich kam es mit meinen Freunden aus der Schulzeit auch zu Konflikten. Besonders in diesem Alter ist es normal, dass sich Menschen auseinanderentwickeln. Mit der Zeit schrumpfte mein Freundeskreis und der Kontakt zu denen, mit denen ich weiterhin befreundet war, ließ nach.

Die Abschlussbewertung nach dem 15-monatigen Praktikum fiel durchschnittlich aus. Obwohl mich das enttäuschte, musste ich anerkennen, dass die Bewertung gerechtfertigt war. Leider ist es noch heute so, dass ich in meinem Berufsleben eine Situation, in der ich mich nicht wohlfühle, nicht einfach beiseiteschieben kann. Meine Leistungen leiden dann, ich bekomme gesundheitliche Probleme und am Ende stehen krankheitsbedingte Ausfallzeiten. Damals wusste ich auch nicht, wie ich damit umgehen sollte, denn die Vorgehensweise, die ich mir bei meinen Eltern abgeschaut hatte, nämlich aushalten und durchbeißen, erwies sich durch meine angeschlagene Gesundheit und Psyche als eher schwierig.

Ich hatte auch ich nie gelernt, die positiven Seiten zu betrachten, und tat instinktiv das Falsche. Ich sah nicht, dass es auch viele nette Kolleginnen und Ausbilderinnen dort gab. Wegen meiner Schüchternheit und der Angst, etwas falsch zu machen, stellte ich kaum Fragen. Weil ich in einem wenig geduldigen Umfeld aufgewachsen war, hatte ich immer Angst, etwas falsch zu machen, und ein geringes Selbstbewusstsein. Ich konnte einfach nicht aus meiner Haut und die ständigen Magenschmerzen belasteten mich zunehmend.

Ich werde immer öfter krank

Zurück in der Bibliotheksschule, blieb ich für die verbleibenden 17 Monate im Ort wohnen und pendelte mit öffentlichen Verkehrsmitteln jeden Tag nach Frankfurt. Leider hatte ich in dieser Zeit immer wieder wochenlange Ausfallzeiten wegen Magenschleimhautentzündungen. Die Situation wurde durch mein gestörtes Essverhalten verschlimmert, denn wie soll sich der Magen erholen, wenn ich immer wieder statt Schonkost zu ungesundem Trostessen wie Schokolade, Pizza, Fertiggerichten usw. griff?

Meine gesundheitlichen Probleme hatten in einen Teufelskreis aus Essen, Schmerzen, Stress und Ängsten geführt.

Ich weiß nicht, ob meine Hausärztin ahnte, was mit mir los war. Ich staune immer wieder über die Ahnungslosigkeit vieler Ärzte, wenn es um Essstörungen oder psychische Probleme geht. Viele können sich einfach nicht vorstellen, dass hinter Magenschleimhautentzündungen auch andere Gründe stecken können, vielleicht auch, weil es lange ein Tabu war. Patienten reagieren zudem nicht immer gut, wenn ein Arzt unangenehme Wahrheiten ausspricht oder einen Verdacht äußert. Hinzu kommt der Zeitdruck bei vollem Wartezimmer. In Ruhe ein schwieriges Gespräch zu führen ist da nicht möglich. Bei mir wurden immer nur die Symptome bekämpft und nie von ärztlicher Seite die Wurzel des Übels wenigstens angesprochen. Mit meinen heutigen Hausärzten habe ich ein komplett anderes Verhältnis. Mit ihnen spreche ich sehr offen über Probleme. Im Gegenzug gehen auch sie sehr offen mit ihren Diagnosen und Empfehlungen um.

Durch meine Fehlzeiten verlor ich komplett den Anschluss in der Bibliotheksschule. Auch wenn eine liebe Kommilitonin mir immer wieder ihre Notizen zur Verfügung stellte, holte ich einfach nicht auf und die Ergebnisse meiner Abschlussprüfung waren unterirdisch. Ich kann von Glück reden, bestanden zu haben. Noch heute schäme ich mich dafür, denn ich habe andere Ansprüche an mich.

Meine Essstörungen verändern sich

Zum Ende meiner Studienzeit kehrte sich meine Essstörung für einige Monate um. Wegen der ständigen starken Schmerzen aß ich immer weniger. Ich nahm erheblich ab und hatte für kurze Zeit Normalgewicht. Da dieses Gewicht nicht auf einer erfolgreichen Ernährungsumstellung basierte, sondern nur auf der Tatsache, dass ich nichts aß, nahm ich rasant wieder zu, als es mir gesundheitlich besser ging.

Nach dem Studium war ich sechs Monate arbeitslos. Da ich als Beamtin nicht in die Arbeitslosenversicherung eingezahlt hatte, standen mir von dort keine Leistungen zu. Ich hatte die Wahl: Gang zum Sozialamt oder der Umzug ins Elternhaus. Ich zog zurück zu meinen Eltern, da die Vorstellung, anderen auf der Tasche zu liegen und Sozialleistungen in Anspruch zu nehmen, nicht zu meinem Selbstbild gehörten. Das Denken »Das steht mir zu« oder »Ich habe einen Anspruch darauf«, vielleicht sogar verbunden mit überzogenen Forderungen, ist mir noch heute fremd. Ich glaube auch heute noch, dass wir in einer Solidargemeinschaft und einem wunderbaren Land leben, in dem niemand durch das soziale Netz fallen muss. Dennoch würde ich Hilfe nur in Anspruch nehmen, wenn alle anderen Optionen ausgeschöpft wären und mir keine andere Möglichkeit bliebe. Ich würde nie denken: »Ich habe XY Jahre Steuern und Sozialleistungen bezahlt, jetzt soll der Staat und damit die Gemeinschaft mal etwas für mich tun.«

Ich konnte mich schwer zu Hause wieder einleben, hatte Existenzängste, ob ich wohl jemals in meinem gewählten Beruf würde arbeiten können. Als Erwachsene wieder bei den Eltern zu leben, weil man sich nicht selbst finanzieren kann, ist keine schönes Gefühl. Die unbearbeiteten Konflikte aus meiner Kindheit schwelten ebenfalls vor sich hin. Außerdem fühlte ich mich mittlerweile fremd im Dorf. So erstaunlich es klingt, dem Dorfkind fehlte die Großstadt, die zu Beginn noch so beängstigend gewirkt hatte.

Ein Job, in dem ich mich wohlfühle

Am 12. Januar 1995 (ich betone das Datum, weil ich an dem Tag Geburtstag hatte) hatte ich dann ein Vorstellungsgespräch in einer Bibliothek in Hessen. Es waren zwei befristete Stellen zu besetzen. Das Gespräch verlief sehr entspannt und freundschaftlich. Besonders gerne erinnere ich mich dabei an meine spätere Chefin, die ein sehr liebenswerter und sympathischer Mensch war. Deshalb hatte ich auch bereits in dem Gespräch gesagt, dass ich gerne in ihrem Arbeitsbereich tätig wäre.

Das Datum hatte mir Glück gebracht, ich bekam die Stelle und die nette Dame wurde meine neue Vorgesetzte. In meinem Arbeitsbereich fühlte ich mich sehr wohl. Nun musste ich erneut eine Wohnung an meinem Arbeitsort finden. Wegen der hohen Mieten und meines geringen Verdiensts als Berufsanfängerin suchte und fand ich ein WG-Zimmer. Die Freude währte nicht lange, denn als ich dort wohnte, merkte ich schnell, dass meine Mitbewohnerin nur gezwungenermaßen vermiete, weil ihre Eltern, die Wohnungseigentümer, das von ihr verlangten. Das tat unserem Verhältnis nicht gut und innerhalb weniger Monate eskalierte die Situation, so dass ich schnell Ersatz finden musste.

Etwas außerhalb der Stadt fand ich eine Einzimmerwohnung im Souterrain. Zu dieser Zeit ging es mir gesundheitlich und finanziell sehr gut. Ich hatte nichts zu kompensieren und fühlte mich wohl in meinem Leben.

In der darauffolgenden Zeit hangelte ich mich von befristeter Stelle zu befristeter Stelle. Da man mir wenig Hoffnung auf eine feste Stelle machen konnte und in den 1990er-Jahren im öffentlichen Dienst generell viele Stellen abgebaut wurden – die Folgen spüren wir alle noch heute –, überlegte ich, eine gänzlich andere Richtung einzuschlagen, und bewarb mich für ein berufsbegleitendes Studium zur Diplom-Betriebswirtin. Nachdem ich ein Angebot bekommen hatte, entschied ich mich jedoch dagegen. Die Bibliothek ist und bleibt meine große

Liebe, auch wenn ich zu dieser Zeit nicht wusste, ob es nicht irgendwann wieder in Arbeitslosigkeit enden würde.

Mein Arbeitgeber war immer bemüht, leistungsbereite Mitarbeiter, die bleiben wollten, auch zu halten. Allein Sparzwänge machten es nicht einfach. Ende der 1990er bot man mir dann aber eine feste Dreiviertelstelle an. Ich war happy und nahm die finanziellen Einbußen ohne Klagen in Kauf.

Der Druck geht wieder los

Diese Stelle bedeutete für mich auch einen Wechsel in einen anderen Arbeitsbereich. Sehr schnell merkte ich, dass hier aufgrund der Größe des Bereiches sehr auf Hierarchie geachtet wurde. Als Anfängerin sollte ich bestimmte höherrangige Kolleginnen nicht direkt, sondern nur über eine Vorgesetzte ansprechen und auch keine E-Mails direkt beantworten. Ich aber redete immer, wie mir der Schnabel gewachsen war. Das kam nicht gut an – ein bisschen Diplomatie und Freundlichkeit wären besser gewesen, ich hatte es nur nie gelernt. Natürlich trat ich damit immer öfters ins Fettnäpfchen.

Nach wenigen Monaten fühlte ich mich wieder unwohl, eingeengt und ständig unter Druck. Unausgesprochen wurde eine bestimmte Arbeitsleistung erwartet, Kritik erfolgte nie direkt, sondern immer verklausuliert oder durch Dritte. Angst war wieder mein ständiger Begleiter: Fehler zu machen, nicht genug zu arbeiten, etwas Falsches zu sagen.

Ich versuchte, mich anzupassen. Das war aber für mich auch wieder nicht die richtige Lösung, denn ich setzte mich extrem unter Druck und machte mich selbst bei einem Fehler, der einfach menschlich ist, immer extrem fertig.

Nun meldeten sich auch wieder die Magenschmerzen und die Angst. Mein gestörtes Essverhalten brach wieder auf. In dieser Zeit nahm ich enorm zu.

Rückblickend kann ich auch nur mir die Schuld geben. Ich ging einfach mit Stress falsch um, reagierte zu empfindlich auf Probleme mit Kolleginnen und Vorgesetzten und fand keinen vernünftigen Umgang mit Hierarchien. Mir fehlte das richtige Handwerkszeug und ich befand mich zu sehr im Hamsterrad, um klar sehen zu können. Von Familie und Freunden wurde ich zwar emotional aufgefangen und getröstet. Durch meine eindimensionalen Darstellungen schlugen sich auf meine Seite, es blieb ihnen auch keine Wahl. Doch wirklich helfen konnten mir nicht.

Meine Zwanziger gingen zu Ende und ich war gesundheitlich in einem schlechten Zustand. Das war jedoch erst der Anfang einer Abwärtsspirale, die mich körperlich und seelisch an meine Grenzen brachte.

Die Dreißiger – ein Zusammenbruch, ein Aufbruch

Mit Anfang 30 fiel ich in ein emotionales Loch. Der Grund ist vielleicht nicht sofort zu verstehen, denn beruflich lief es eigentlich so, wie es sich viele wünschen würden: Bisher davon getrieben, endlich eine feste Stelle zu erhalten, hatte ich diese nicht nur bekommen, sondern sie war mittlerweile auch aufgestockt worden und ich hatte jetzt eine Vollzeitstelle. Außerdem wurde ich sofort verbeamtet, da ich bereits genügend Dienstjahre absolviert hatte. Mein Kommentar war aber: Oh Gott, gleich lebenslänglich!

Damit hatte ich erfüllt, was ich als die Wünsche meiner Familie empfand, und irgendwie fehlte mir jetzt ein neues Ziel. Da ich kein ehrgeiziger Mensch bin, wusste ich nicht, wie es weitergehen soll. In der Abteilung fühlte ich mich nicht wohl, mit meiner Gesundheit ging es bergab und ich hatte mittlerweile die Hundert-Kilo-Grenze überschritten.

Immer denke ich: »Ich muss abnehmen.«

Es ist erstaunlich, wie ich mir über die Jahre angewöhnt hatte, mich selbst zu belügen. Jedes Mal, bevor ich nach zu meinen Eltern fuhr, dachte ich, ich muss abnehmen. Denn so sicher wie meine Ankunft am Hauptbahnhof in der nächstgrößeren Stadt, so sicher waren auch die Kommentare meiner wohlmeinenden Verwandten zu meinem Gewicht. Und klar, ich dachte jedes Mal ein paar Tage vor dem Besuch daran und stellte mehr oder weniger das Essen ein. Das brachte natürlich wenig und die Kommentare kamen trotzdem.

Das Trostessen nach dem Besuch und weitere Kilos auf der Waage waren damit vorprogrammiert.

Das Verhältnis zu meiner Familie hatte sich über die Jahre deutlich verschlechtert, insbesondere das zu meinem Vater. Ich war auf der Suche nach Lösungen und hatte immer das Gefühl, dass ich in meinen Bemühungen allein dastand. Ich wollte Probleme ansprechen, meine Familie war wenig begeistert. Am Ende fühlte ich mich alleingelassen und auch ein Stück ungeliebt.

Dazu kam, dass mich diese Situation auch gesundheitlich belastete. Erst in meinen Vierzigern, als ich gelernt hatte, in mich hineinzuhorchen, merkte ich, wie sehr.

Die finanziellen Probleme wachsen

Auch meine finanzielle Situation war nicht besser geworden, denn ich gab das Geld noch immer schneller aus, als ich es verdiente. Ich fing an, Schulden anzuhäufen, und auch darauf reagierte ich mit Essen und weiterem Geldausgeben. Rückblickend fehlte mir einfach das richtige Handwerkszeug, um mit Stress umzugehen. Meine Ausfallzeiten wurden immer länger und auch mein schlechtes Gewissen gegenüber den Kolleginnen machte mir zu schaffen. Zu den bereits bestehenden Problemen schlichen sich neue hinzu, deren ich nicht mir nicht bewusst war und die ich lange nicht erkannte oder auch nur wahrhaben wollte.

Depressionen und Panikattacken hatten Einzug in mein Leben gehalten und bestimmten immer mehr meinen Alltag. Durch mein hohes Gewicht zog ich mich immer mehr aus dem Leben zurück. So kam auch noch die Einsamkeit dazu. Es gab keinen Tag, an dem ich mir keine Selbstvorwürfe machte: Wie kannst du deine Kolleginnen nur so im Stich lassen, wie kannst du nur so versagen, warum bist du nur so faul, dir fehlt jede Disziplin, reiß dich endlich mal zusammen!

Die nächsten zehn Jahre waren durch diese ständigen Vorwürfe und das, was ich heute als meine persönliche Spanische Inquisition bezeichne, gekennzeichnet. Natürlich wurde ich von Kolleginnen gefragt, was mir gefehlt habe, wenn ich länger weg gewesen war. Bis zu meinem 35. Lebensjahr habe ich immer die körperlichen Symptome genannt, auch weil ich selbst noch nicht erkannt hatte, was wirklich los war mit mir. Eine Magenschleimhautentzündung, eine Kolik, Übelkeit und Erbrechen waren für viele aber kein überzeugender und ausreichender Grund für meine Abwesenheit. Einige machten aus ihrem Unmut keinen Hehl und kritisierten mich. Das wiederrum verstärkt meine Ängste und es wurde immer schwerer für mich, nach einem krankheitsbedingten Ausfall wieder arbeiten zu gehen.

Wann genau ich das erste Mal daran dachte, mich umzubringen, weiß ich nicht mehr. Mit 35 Jahren hatte ich jedoch den Entschluss gefasst und fing an, Schlaftabletten zu sammeln. Doch die Diagnosen »Depression« und »Angstzustände«, die ich auf den Arztrechnungen las (als Beamtin war ich privat versichert und bekam die Arztrechnungen zu sehen), tat ich dennoch mit einem Lachen ab. Ich habe doch keine Depressionen! Ich war nicht mehr in der Lage zu erkennen, dass ich längst in meiner eigenen Hölle lebte, aus der es kein Entkommen zu geben schien, und ich mir und anderen das Leben schwer machte.

Für mein Verhalten schäme ich mich noch heute

Ich kann das Verhalten meinen Kolleginnen gegenüber nur mit meinen Depressionen erklären und mit der Tatsache, dass ich in einer eigenen Welt lebte. Jedes Ereignis wurde von mir negativ bewertet, jeder Kommentar musste böse gemeint sein, alles hatte eine negative Bedeutung und war gegen mich gerichtet. Als mich einmal eine Kollegin fragte, ob ich an einer Feier im Haus teilnehmen würde, war meine Antwort: »Ich nehme nur an Veranstaltungen teil, bei der Menschen sind, die mich mögen.«

Ich war launisch, wollte das aber nicht wahrhaben. Damit machte ich es auch Kolleginnen, die mir wohlwollend oder neutral gegenüberstanden, unmöglich, mit mir auszukommen. Auch heute, zehn Jahre später, schäme ich mich noch für meine dummen Kommentare. Ich fühlte mich schnell angegriffen und schlug sofort verbal um mich. Aber ich habe mir auch verziehen, denn heute weiß ich, ich steckte damals tief in einer Depression und diese veränderte meine Sicht auf die Welt und mein Verhalten.

Heute gehe ich liebevoller mit mir um, und, wie ich hoffe, auch sehr viel freundlicher und umgänglicher mit meinen Kolleginnen.

Irgendwann gestand ich meiner Hausärztin meine Selbstmordgedanken. Sie war sehr besorgt und riet mir zu einem stationären Aufenthalt. Ich wollte davon nichts wissen, aber immerhin versprach ich ihr, »keine Dummheiten zu machen«, und an dieses Versprechen hielt ich mich.

Ich habe also Depressionen

Ein Nebenprodukt der Depression ist der Konzentrationsmangel. Ich machte viele Fehler, starrte manchmal minutenlang auf den Bildschirm und verstand einfach nicht, was dort zu lesen war oder was ich tun musste. Die Arbeit ist anspruchsvoll, man muss konzentriert arbeiten und im gesunden Zustand kam ich gut damit zurecht. Mein Neurologe verschrieb mir immer neue Medikamente, auch, weil es mir nicht besser ging. Psychopharmaka müssen auch immer einige Wochen eingenommen werden, bevor die Wirkung eintritt, und auch mögliche Nebenwirkungen sind ein Problem.

Mitten in dieser schwierigen Zeit führte meine Chefin ein Gespräch mit mir. Sie wusste nicht, was los war, sah nur meine langen Fehlzeiten und meine mangelnde Arbeitsleistung, wenn ich arbeitete. Ich schaffte weder qualitativ noch quantitativ, was von mir erwartet wurde, und war alles andere als einfach im Umgang. Sie sagte mir klipp und klar, dass meine Arbeitsleistung nicht akzeptabel sei, doch auf meine schwierigen Umgangsformen sprach sie mich nicht an, dazu war sie viel zu freundlich.

Geschockt durch die klare Ansage meiner Chefin und weil ich es auch selbst nicht wahrhaben wollte, wie schlecht es mir ging und absolut nicht in der Lage war zu arbeiten, wusste ich nicht, was ich darauf antworten sollte. In meiner Verzweiflung dachte ich, »Okay, das war's jetzt. Ich gehe jetzt nach Hause und mach Schluss.«

Doch irgendwo in meinem Kopf war noch Überlebenswille und ein Funken Vernunft vorhanden – so entschied ich mich auf der Heimfahrt zum Glück, zu meiner Hausärztin zu gehen. Ich erzählte ihr, was vorgefallen war. Sie erkannte, dass ich dringend Hilfe benötige, und riet mir erneut zu einem stationären Aufenthalt. Und nun musste ich einsehen, dass es so nicht weiterging und ein stationärer Aufenthalt unvermeidlich war.

Der stationäre Aufenthalt wird unumgänglich

Jetzt war die Stunde der Wahrheit gekommen. Ich rief meine Chefin an und teilte ihr mit, in eine psychosomatische Klinik gehen zu wollen. Sie war fassungslos und geschockt. Wahrscheinlich realisierte sie erst zu diesem Zeitpunkt, was wirklich mit mir los war und warum ich so viele Ausfallzeiten hatte. Sicher kamen danach auch von Kolleginnen immer noch Sätze wie »Ich bin auch mal depressiv, dann beiß ich eben die Zähne zusammen und gehe arbeiten«, »Das liegt bestimmt am Wetter«, »Wenn man Depressionen hat, kann man ja trotzdem arbeiten gehen« oder »Der einzige Grund für eine Ausfallzeit über vier Wochen ist Krebs«.

Sicher hätte ich auch arbeiten gehen können, aber ich konnte mich nicht konzentrieren, meine Arbeitsleistung stimmte nicht, ich machte unendlich viele Fehler und war eine Zumutung für meine Kolleginnen. Hinzu kamen meine Angstzustände und Panikattacken. Ich hatte Phasen, da schaffte ich es nicht vor meine Wohnungstür. Dem Gang zum Mülleimer vor dem Haus ging ein stundenlanger Kampf voraus, denn die Angst, einem Nachbarn zu begegnen und reden zu müssen, war groß. Jedes Wort tat weh, jeder Satz fühlte sich falsch an. Und hinterher drängte sich wieder die spanische Inquisition in meine Gedanken und ich machte mir unzählige Vorwürfe, was ich in den wenigen Sätzen wieder alles falsch gemacht hatte.

Immer wieder fiel ich in eine Angststarre, oft saß ich minutenlang da, hatte jedes Zeitgefühl verloren und schaffte es nicht einmal, mich zu bewegen. Übelkeit, Erbrechen, Durchfall, Herzrasen bis hin zur Bewusstlosigkeit machten es mir zeitweise unmöglich, das Haus zu verlassen.

Ich werde hypochondrisch

Mein Zuhause war vor meinem Krankenhausaufenthalt mein Gefängnis. Auch hier hörte das Gedankenkarussell nicht auf. Ich bildete mir ein, der Schimmel in einer Ecke der Wohnung ruiniere mich gesundheitlich, und bei jedem kleinen Zipperlein malte ich mir meinen persönlichen »24-Stunden-Krebs« aus. Kopfschmerzen konnten nur ein Tumor und ein Ziehen in der Herzgegend musste ein bevorstehender Herzinfarkt sein.

Das war auf der einen Seite völlig überzogen, andererseits hatte ich in meinen Dreißigern tatsächlich einige Operationen und musste verschiedene Diagnosen verkraften. Die Depressionen ließen mich jedoch jede Perspektive verlieren, alles war bedrohlich. Ich schlief extrem schlecht, lag oft nachts wach und bildete mir ein, das Kabel des Kühlschranks schmore durch und die Wohnung brenne ab. Rückblickend verrückt und irrational, damals war ich in meiner eigenen kleinen Hölle.

Auch wenn ich nicht anerkennen wollte, unter Depressionen und Angststörungen zu leiden, stellte ich für mich dennoch einen Zusammenhang mit meiner Kindheit her. Ich wurde sehr wütend auf meine Eltern. Mit dieser Wut im Bauch rief ich meine Mutter an, um ihr mitzuteilen, was mit mir los war. Anstatt wie sonst zu sagen: »Mir geht es gut, alles in Ordnung«, redete ich endlich Tacheles: »Ich habe ständig Angst. Ich stehe morgens auf und habe Angst. Ich habe den ganzen Tag Angst und mit dieser Angst gehe ich ins Bett. Ich kann nicht mehr schlafen, ich liege stundenlang wach und grübele.« Und zum Schluss die Bombe: »Ich denke daran, mich umzubringen. Ich habe Tabletten gesammelt und gehe deshalb in die Klinik. Könnt ihr mich hinfahren?«.

Doch meine Mutter zögerte, vielleicht war sie mit dieser Situation überfordert. Das habe ich ihr bis heute nicht verziehen. Ich fühlte mich im Stich gelassen, obwohl sie schließlich doch einlenkte.

In diesem Moment bestimmten Wut und Angst meine Emotionen. Ich hasste mich, ich hasste meine Eltern. Schließlich gab meine Mutter nach und meine Eltern kamen beide, um mich in die Klinik zu fahren. Doch bevor sie wieder nach Hause fuhren, sagte meine Mutter tief in Gedanken den Satz: »Du warst so ein liebes Kind.« Nun explodierte ich erneut, denn in Gedanken ergänzte ich diesen Satz mit »… im Gegensatz zu heute«. Ja, ich war ein liebes Kind, doch es stand Angst vor meiner Familie und vor Strafe dahinter. Entsprechend ätzend kommentierte ich diesen Satz. Heute weiß ich, dass es sinnlos war, mit meinen Eltern zu streiten, man kann andere Menschen nicht ändern, sondern nur sich selbst.

Die Klinik überfordert mich

In der Klinik redete ich mir ständig ein, gar keine Depressionen zu haben, die Ängste würden schon wieder weggehen und ich bräuchte nur mal ein bisschen Abstand von meinem Leben. Dass ich noch zwei Tage davor darüber nachgedacht hatte, mich umzubringen, blendete ich völlig aus. So viel zum Thema Lebenslügen.

Zu diesem Zeitpunkt hatte ich bereits völlig die Kontrolle über mein Essverhalten verloren. Portionskontrolle und deftiges Essen waren schon lange meine Achillesferse. Seit meiner Depression kamen auch Süßigkeiten in rauen Mengen dazu. Ich aß Snickers-Familienpackungen wie andere Brot.

Ich wurde vermessen und brachte mittlerweile 118 Kilo auf die Waage.

Wer noch nie in einer psychosomatischen Klinik war oder Erfahrung mit psychischen Erkrankungen hatte, für den ist ein solcher Aufenthalt eine Herausforderung. Ich wusste nicht, was ich von den anderen halten sollte. Psychische Erkrankungen sind auch heute noch ein heikles Thema und plötzlich unter »Verrückten« selbst als »verrückt« einsortiert zu werden, ist noch immer in vielen Köpfen verankert. Hinzu kam, dass die Versuche, ein geeignetes Medikament für mich zu finden, von vielen Fehlschlägen begleitet waren. Wer jemals psychische Probleme hatte, der weiß, wie schwer es ist, ein gut wirkendes Medikament mit erträglichen Nebenwirkungen zu finden.

Es war, als sei ich in einem fremden Land, dessen Sprache ich nicht sprach. Angstgesteuert, wie ich zu diesem Zeitpunkt war, war ich völlig überfordert von den Problemen der anderen und den unterschiedlichen Ausdrucksformen, die Depressionen haben. Manche reden ohne Punkt und Komma, andere haben kaum die Kraft, einen Satz zu sagen, manche sind aggressiv, andere wiederum extrem verschüchtert und entschuldigen sich ständig. Jeder reagiert anders, steckt in einer anderen schwierigen Lebenssituation und geht anders damit um. Da ich die Klinik nicht einfach verlassen und mein Zimmer nicht abschließen konnte, besonders nachts, holten mich meine starken Ängste, einer Situation ausgeliefert zu sein ein. Natürlich eine Folge meiner Kindheitserlebnisse.

All das machte mir die Eingewöhnung schwer. In der Klinik landete ich zunächst in einem geschlossenen Bereich, ich führte Gespräche und wurde genau beobachtet. Man durfte die Abteilung nicht verlassen, die Fenster waren vergittert. Schnell durfte ich aber in einen offeneren Bereich wechseln.

Ich erkenne allmählich, wie krank ich bin

Einer meiner Mitpatienten brachte sich einige Tage später um. Ein verzweifelter und entschlossener Mensch findet dafür auch im Klinikumfeld Wege. Auch ich prüfte die ganze Zeit über verschiedene Möglichkeiten – ist das Fensterkreuz stabil genug, um mich zu erhängen? Welche Tabletten haben sie im Schwesternzimmer? Ich war besessen von diesen Gedanken. Ich hatte mich zwar selbst einweisen lassen, und doch war ich noch immer nicht bereit mir einzugestehen, dass ich krank war. Ich erkannte nicht, dass mein Selbsttötungswunsch Teil meiner Krankheit war. Ich wollte, dass die Angst aufhört, dass der tägliche Kampf, den man Leben nennt, aufhört. Ich war am Ende meiner Kräfte.

Diese Schwäche erlaubte es mir aber auch langsam, die Erkenntnis zuzulassen, dass ich krank war, denn ich hatte nicht mehr die Kraft dazu, anderen etwas vorzulügen. Durch zahlreiche Therapiestunden, Gruppensitzungen und den Austausch mit anderen Patienten merkte ich, wie negativ meine Wahrnehmung war, wie ich mich beständig selbst kritisierte und schlechtmachte und wie jedes Erlebnis ein negatives Vorzeichen bekam. Einmal sollte ich in einer Therapiesitzung meinen Werdegang beschreiben und berief mich bei jeder meiner Leistungen auf eine Kombination aus Zufall und Glück. Bis heute fällt es mir schwer, meine Arbeit und meine Handlungen vernünftig einzuordnen, obwohl ich weiß, dass ich in meinem Leben schon viel erreicht habe und Zufall und Glück nur einen kleinen Anteil hatten.

Es hat viel Zeit und Arbeit gebraucht, bis ich zu einem liebevolleren Umgang mit mir gefunden habe und damit auch wieder offener und freundlicher auf meine Mitmenschen zugehen konnte.

Die Erkenntnis, dass etwas mit meiner Wahrnehmung nicht stimmt, dass ich krank bin, war hier nur der erste Schritt. Ein langer Weg lag noch vor mir. Ich suchte mir einen neuen Therapeuten, begann, mit Freunden und Kolleginnen offen über Ihre Wahrnehmung bestimmter Situationen zu reden und selbst meiner Familie gegenüber sprach ich vieles offen an, was das Verhältnis zu ihr leider sehr erschwerte.

Ich beginne, mich zu verändern

Ich versuchte, auch wieder mit meiner Familie mehr ins Gespräch zu kommen. Ich sprach Dinge aus, die mich belasteten, und übte mich darin, auch mal die Perspektive zu wechseln. Über die Jahre lernte ich, Gelassenheit gegenüber Situationen zu entwickeln, die ich nicht beeinflussen kann. Ob es sich um die verspätete S-Bahn handelt oder angekündigte Veränderungen bei der Arbeit. Was ich nicht beeinflussen kann, muss ich loslassen und abwarten. Ich kann aber beeinflussen, wie ich damit umgehe.

Und ich suche mir meine Kämpfe aus. Nicht jeder Kampf lohnt sich, aber wenn es beispielsweise um meine Arbeitsbedingungen geht, dann kämpfe ich. Aus Situationen, in denen sich etwas für mich verschlechtert, versuche ich heute, das Beste daraus zu machen – und ja, es findet sich immer ein Silberstreif. In dieser Zeit habe ich es auch immer mal mit Sport versucht, aber ich kann nicht sagen, dass er mir geholfen hätte.

Jeder Therapeut legte mir nahe, Sport zu machen. Also ging ich Schwimmen, walken oder hüpfte zu Rap-Musik herum – bei 118 Kilo Körpergewicht ist der Entspannungseffekt für mich gleich null gewesen. Schlimmer noch: Ich war nach dem Sport immer total überdreht und am nächsten Tag hatte ich große Schmerzen.

Irgendwann konnte ich den Ratschlag, Sport zu machen, nicht mehr hören. Natürlich war das genau die falsche Entscheidung, aber ich war körperlich schon zu sehr angeschlagen, um noch vernünftig Sport zu treiben und einen positiven Effekt daraus zu ziehen. Dazu kam, dass ich mir schnell Zerrungen zuzog. Meine Bänder in den Beinen konnten mein Gewicht bei Bewegung kaum noch halten.

Es soll noch Jahre dauern, bis die Wende kommt

Trotzdem sollte es bis zu meinem Tiefpunkt, der die Wende brachte, noch viele Jahre dauern.

Erstaunlich, wie wir uns über Jahre mit Lügen über Wasser halten und ganz fest daran glauben, dass wir »morgen«, »Montag« oder »nach Neujahr« mit dem Abnehmen beginnen und diesmal erfolgreich sein werden mit Shakes, Tabletten oder der neuen Wunderdiät.

Der Berg, den es zu erklimmen galt, wurde für mich immer höher und meine Diätpläne immer absurder. Ich wusste ja, dass ich Schwierigkeiten hatte, lange durchzuhalten, also plante ich immer radikalere Diäten und Gewichtsziele.

Was ich nicht einplante, war, dass ich gleichzeitig auch älter wurde. Ab dem 35. Lebensjahr spürte ich den verlangsamten Stoffwechsel, machte sich das ständige Auf und Ab meines Körpergewichts bemerkbar. Jedes Kilo weniger wurde zu einem harten Kampf und ich hatte, wenn ich Diät hielt, ständig Hunger. Mein Magen war durch die Mengen, die ich aß, viel größer war als der eines Normalgewichtigen. Jede meiner Fettzellen hatte eine Menge davon und signalisierte dem Gehirn: »Ich will mehr«, während ich auf Diät war.

Deshalb mein Rat, es niemals so weit kommen zu lassen und das Ruder rechtzeitig mit gesunder Ernährung, Sport und Hilfe von Außenstehenden wie Ärzten und Therapeuten rumzureißen! Ich selbst habe die Augen viel zu lange verschlossen und mir eingeredet, ich bekäme das alleine hin. Das hat die Situation eskalieren lassen.

Ich lerne ein neues Verhalten und einen neuen Umgang

In der Klinik wurden die Samen für mein zukünftiges Verhalten und meinen Umgang mit anderen gelegt und ich verabschiedete mich von meinen Suizidgedanken. Ich lernte, wieder gerne zu leben. Zum Ende meines zwölfwöchigen Aufenthalts durfte ich über die Wochenenden nach Hause. Das tat mir gut, denn einerseits war die Nähe zu den anderen Patienten schön und ich hatte Freundschaften geknüpft, aber es war auch belastend, immer die Probleme und Kämpfe der anderen zu erleben. Mir fiel es damals auch sehr schwer, mich abzugrenzen, die Probleme anderer nicht zu meinen zu machen.

Die Wochenenden waren Herausforderung und Erholung zugleich. Ich erinnere mich noch an das erste, das ich »in Freiheit« verbrachte. Die Welt schien mir fremd geworden und ich irrlichterte im Supermarkt herum, als sei ich ein Alien, das zum ersten Mal auf dem Planeten Erde gelandet war. Doch es tat auch unendlich gut, wieder einmal allein zu sein. Schließlich bin ich ein Mensch, der gerne allein ist und Ruhe genießt.

Mir wurde empfohlen, nach der Entlassung gleich eine Reha zu machen. Ich war einverstanden und der Antrag ging problemlos durch, sodass ich fast direkt im Anschluss für etwa vier Wochen in eine andere Klinik ging, wo ich mit neuen Ärzten, Therapeuten und Mitpatienten konfrontiert war. Diesmal war ich jedoch schon besser vorbereitet und kam mit der Situation besser zurecht.

Ein großes Problem hatte ich aber mit der Körpertherapie-Stunde. Jedes Mal grauste es mir davor und bis heute weiß ich nicht so genau, was das alles sollte. Mal lagen wir still im Raum und der Therapeut spielte uns von einer CD Gelächter vor, mal sollten wir sehr aufreizend zu Musik tanzen. Schrägerweise blieben wir da wie auf Kommando alle stehen und schauten verlegen drein. Ich lernte daraus, dass ich ein schlechtes Körperbewusstsein haben musste – was keine echte Überraschung ist, wenn man bedenkt, dass ich eine Frau mit mittlerweile 124 Kilo Gewicht war. Doch auch in dieser Beziehung habe ich, wie ich es bereits bei meinem ersten Klinikaufenthalt gelernt hatte, sehr an mir gearbeitet und versucht, meine Probleme zu analysieren.

Verstehen heißt noch lange nicht seelisch verarbeiten

Doch mein Therapeut aus der ersten Klinik hatte recht behalten:

Es wird erst schlechter, bevor es besser werden kann.

Therapie ist leider kein Selbstläufer und Klinikaufenthalte sind nicht ausnahmslos hilfreich. Eine Lektion, die zu akzeptieren mir besonders schwerfiel, war: Was man vom Verstand her nachvollzogen hat, hat man seelisch noch lange nicht verarbeitet. Ich konnte also intellektuell versuchen, mich mit meiner Kindheit zu versöhnen, aber im tiefen Innern war ich immer noch unendlich wütend und verzweifelt.

Je mehr ich dagegen ankämpfte, umso schlimmer wurde es. Dazu hatte ich über viele Jahre mit den Nebenwirkungen der Psychopharmaka zu kämpfen, die ich seit meinem Klinikaufenthalt nahm, oder hatte das Gefühl, dass sie überhaupt nicht richtig halfen. Heute nehme ich ein Präparat, das mir hilft, keine Nebenwirkungen hat, die mich belasten, und mir den Alltag deutlich erleichtert. Trotzdem bleiben mir Psychopharmaka ein bisschen unheimlich und ich mache mir auch heute manchmal Gedanken, wie wohl die Langzeitfolgen aussehen. Aber ich habe Frieden damit geschlossen – denn Bedenken hin, Misstrauen her: Mir fehlt eine wirkungsvolle Alternative!

Besonders meine Schlaflosigkeit ist lange ein Problem

Ob und wie lange man in einer solchen Situation zu Medikamenten greift, entscheidet jeder selbst. Doch bleiben Sie kritisch, stellen Sie Fragen! Sie haben jedes Recht dazu. Ich habe schmerzlich erfahren müssen, wie wichtig das ist. Einmal wischte ein Neurologe meine Bedenken einfach vom Tisch, die ich einer Medikamentengruppe gegenüber hatte, von der mir meine Hausärztin wegen der Risiken einer Abhängigkeit und der extremen Wirkung abgeraten hatte. Ich gab also klein bei und nahm das von ihm verordnete Medikament – mit fatalen

Folgen: Ich drehte nach der Einnahme total durch, fügte mir Schnitte an den Unterarmen zu und nahm alle Schlaftabletten und noch ein paar andere Tabletten, die ich zur Verfügung hatte, auf einmal ein. Zum Glück wachte ich wieder auf und ging dann zu meiner Hausärztin, die sofort einen Krankenwagen rief. Nachdem ich in der Klinik nach Stunden der Warterei mit einem Therapeuten gesprochen hatte, ging ich auf eigenen Wunsch nach Hause, obwohl meine Ärztin ausdrücklich darum gebeten hatte, mich für 24 Stunden auf die internistische Station zu legen und zu beobachten. Schließlich hatte ich einen Medikamentencocktail zu mir genommen. Wieder zu Hause erkannte ich aber selbst, dass ich um einen erneuten Aufenthalt in einer psychosomatischen Klink wohl nicht herumkam, und ließ mir von meiner Hausärztin eine Einweisung schreiben.

Ein verantwortungsvoller Umgang mit Medikamenten

Natürlich ist diese Geschichte extrem, aber sie soll zeigen, wie wichtig es ist, kritisch zu bleiben. Das soll nicht heißen, dass man keine Hilfe annehmen soll, aber ein verantwortungsvoller Umgang mit Medikamenten, auch als Patient, ist wichtig. Wir greifen schnell zu Medikamenten und haben häufig ziemlich blauäugige Vorstellungen davon: Es ist frei verkäuflich, also ist es harmlos. Es ist pflanzlich, also kann es nicht so schlimm sein. Mein Arzt hat mir das verschrieben, er wird schon wissen, was er tut. Oder wir sind undiszipliniert bei der Einnahme. Der Hinweis des behandelnden Arztes, das Antibiotikum unbedingt zu Ende zu nehmen, ist schnell vergessen sobald es uns besser geht.

Natürlich gibt es auch das andere Extrem: Als mein Vater ein Rezept in der Apotheke einlöste und zu Hause den Beipackzettel las, hieß es: »Wie kann die Ärztin mir so was verschreiben, das hat ja Unmengen an Nebenwirkungen!« Hand aufs Herz: Wie oft gehen wir zum Arzt, hören etwas, das wir nicht hören wollen, und ignorieren dann seinen Rat?

Oder wie oft haben wir haben Beschwerden und befragen Google dazu? Google kann ganz sicher nicht den Arzt ersetzen und Selbstmedikation ist selten eine gute Idee.

Im Medikamentendschungel ist es nicht einfach, den Überblick zu wahren, und auch unter den Ärzten gibt es sehr unterschiedliche Meinungen – deshalb bleiben Sie kritisch! Ich rate Ihnen das so eindringlich, weil von Adipositas Betroffene häufig mit Folgeerkrankungen zu kämpfen haben, die sich anschleichen. Auch das ist ein Grund dafür, dass es uns immer schlechter geht, und erschwert die Entscheidung, einen Schlussstrich zu ziehen und etwas gegen die fortschreitenden Probleme zu tun. Wir kämpfen häufig mit Herz-Kreislauf-Erkrankungen und Depressionen. Gelenke und Sehnen machen sich durch Schmerzen bemerkbar. Ich habe im Laufe der Jahre immer mehr Medikamente genommen und besonders mein Schmerzmittelkonsum war für eine Frau meines Alters zu hoch. Eigentlich sollten das gesundheitlich meine besten Jahre sein, aber ich war im Grunde ein Wrack.

Durch die Operation kann ich Medikamente reduzieren

Seit meiner Operation, der Gewichtsabnahme und den Veränderungen in meinem Leben konnte ich viele Medikamente deutlich reduzieren oder komplett darauf verzichten. Ich hatte lange die Hoffnung, irgendwann wieder ganz ohne Psychopharmaka leben zu können, doch zwischenzeitlich habe ich erkannt und akzeptiert, dass ich immer wieder mit depressiven Episoden zu kämpfen habe. Schicksalsschläge verarbeite ich nur sehr langsam und auch hier ist das Risiko, wieder in eine Depression zu rutschen und mit Angstzuständen zu kämpfen, sehr groß.

Es ist wichtig zu wissen, dass Medikamente allein in der Regel keine Depression und Angstzustände lösen, eine Therapie ist häufig unerlässlich. Ich habe zehn Jahre gebraucht, bis ich das richtige Medikament gefunden hatte, jedes Medikament muss eine Zeitlang genommen werden, bevor eine sichere Aussage über Wirkung und Nebenwirkungen getroffen werden kann. Man darf auch den möglichen Placeboeffekt nicht unterschätzen, denn die Psyche gaukelt uns manches vor, doch dieser Effekt hält nicht an. Ärzte klären oft über solche möglichen Effekte nicht auf. Erst, wenn es einem selbst widerfährt, findet man durch Glück über eigene Recherchen diese Information.

Depressionen zapfen Energie

Ein anderes Thema ist, wie ausgelaugt man sich bei solch einer Erkrankung fühlt. Sie scheint die gesamte Energie aus dem Körper zu saugen. Mein Geschichtslehrer sagte mal im Unterricht: »Führen Sie niemals einen Zweifrontenkrieg – Sie können nicht gewinnen.«

Dieser Satz ist bis heute eine meiner Regeln, wenn es um den Umgang mit schwierigen Situationen geht (auch wenn wir nicht immer die Wahl haben).

In meinen Dreißigern führte ich einen Zweifrontenkrieg: gegen mein Übergewicht auf der einen Seite und gegen meine Depression und Angstzustände auf der anderen.

Wenn ich zurückblicke, war der Kampf gegen mein Übergewicht auch ein Kampf gegen meinen Körper. Ich weiß nicht, ob ich jemals wirklich gelernt hatte, auf meinen Körper zu hören. Über die Jahre ignorierte ich ihn bestenfalls und meistens befand ich mich auf dem Kriegspfad. Im Grunde kann man den Kampf so oder so nicht gewinnen, aber gleich zwei Kriegsschauplätze waren zu viel und ein Zweifrontenkrieg war – wie mein Geschichtslehrer sagte – nicht zu gewinnen.

Ich gebe den Kampf gegen die Pfunde auf

Also gab ich bis auf weiteres meinen Kampf gegen die Pfunde auf. Obwohl ich keinen süßen Zahn habe, entwickelte ich besonders während der depressiven Episoden eine Sucht nach Zucker, der ich unkontrolliert nachgab. Die Familienpackung Snickers war zu der Zeit mein bester Freund, Sahne-Eis, Kinderschokolade: Nichts war vor mir sicher und meine Einkäufe in dieser Zeit sahen aus, als hätte ich einen Kindergeburtstag in Planung. Traurigerweise würde ich alles allein und in Rekordzeit runterschlingen, um mich ein bisschen zu beruhigen und abzulenken.

Durch meine nun unkontrollierte Esserei ging mein Gewicht jetzt richtig nach oben.

Dadurch, dass ich mit der Therapie so lange Schwierigkeiten hatte, und trotz einer Aussprache mit meiner Mutter wollte die Wut einfach nicht weichen. Sie brodelte und bestimmte mein Handeln. Besonders bei Konflikten in der Familie überreagierte ich oft. Hinterher fühlte ich mich immer schlecht und konnte doch nicht aus meiner Haut. Aussprachen änderten nichts an den unterschiedlichen Sichtweisen und der Vermeidungstaktik meiner Familie. Schon Tage vor Zusammentreffen mit der Familie kam hatte ich schlimme Albträume. Mal irrte ich in der Stadt herum, mal tat mir meine Familie schlimme Dinge an, die so irrational und falsch waren, dass ich mich beim Aufwachen immer furchtbar fühlte.

Bis heute reagiere ich allergisch auf Geheimniskrämerei oder das Schönreden von Situationen. Erst mit Mitte vierzig habe ich es geschafft, mit meinen Erinnerungen einigermaßen klarzukommen, einiges an Problemen zu bearbeiten und hinter mir zu lassen.

Ich bin besonders stressanfällig

Eine Therapeutin erklärte mir einmal, dass ich sehr stressanfällig sei. Für mich ist das Maß schnell voll und ich muss mich auch selbst immer wieder bremsen. In meinen Dreißigern fiel es mir sehr schwer zu akzeptieren, dass ich nicht mehr so leistungsfähig war wie in meinen Zwanzigern und ich Erholungsphasen einplanen muss. Warum ich erst dann so einen »Leistungsknick« erlebte, kann ich nur damit zu erklären versuchen, dass ich das Verdrängen von klein auf perfektioniert habe. In unseren Zwanzigern sind wir einfach noch jung und robust, vieles lässt sich verdrängen und auch der Körper lässt sich viel an Raubbau gefallen. Doch wir sind keine Maschinen und irgendwann zeigen sich Risse in der Fassade und der Körper reagiert auf die schlechte Behandlung.

Beruflich blieb es schwierig für mich. Ich hatte immer mit Fehlzeiten zu kämpfen, auch aufgrund meiner Erkrankungen. Hinzu kamen verschiedene Operationen am Ellenbogen, an Blinddarm und Galle. Mittlerweile galt ich bei solchen Routineeingriffen als Risikopatientin. Auch manche Untersuchungen wie eine Computertomographie erwiesen sich mit der Zeit als Problem, denn die Geräte sind nur für ein gewisses Höchstgewicht ausgelegt. Jedes Mal eine peinliche Situation und eine weitere Demütigung, die mit unendlich viel Scham verbunden ist, denn insgeheim sieht man die Schuld als Dicke immer bei sich. Ob andere Frauen mich mit Verachtung angesehen haben oder ob Jugendliche im Bus Witze über mich gerissen haben – immer war ich zu schockiert, um zu reagieren. Dazu kam dieses nagende Schuldgefühl und das Gefühl, es verdient zu haben, so behandelt zu werden.

Ich hatte immer und immer wieder versagt und meine negative Sichtweise, auch durch die Depressionen bedingt, taten ein Übriges.

Ich drehe mich im Kreis

In diesem Kapitel wird klar, wie sehr ich mich im Kreis drehte. Diese Jahre waren geprägt von Depressionen, Angstzuständen, der Suche nach den passenden Medikamenten, dem Kampf um Beständigkeit und Konzentration in meinem Arbeitsleben und dem ständigen Wechsel zwischen Trostessen und Diät.

Immer wieder schöpfte ich Hoffnung, immer wieder scheiterte ich, auch weil ich unrealistische Vorstellungen hatte. Ich wollte wieder gesund sein, zu hundert Prozent belastbar und schlank. Ich hatte eine Wunschvorstellung, der ich nicht mehr entsprechen konnte. Obwohl ich das Hintergrundwissen zur Ernährung hatte, ließ ich mich immer zu verrückten Abnehmplänen hinreißen. Dreißig Kilogramm in sechs Monaten – Rückschläge waren nicht eingeplant. Aber natürlich waren die Rückschläge vorprogrammiert, denn niemand schafft ein strenges Programm über Monate, ohne mal etwas Ungesundes zu essen.

Nach jedem Rückschlag warf ich alle Pläne über Bord nach dem Motto »Jetzt ist es eh egal«.

Auch die Ängste in Bezug auf meine Gesundheitsprobleme waren ein schlechter Motivator. Motivieren kann man sich auf Dauer nur mit positiven Gedanken. Und ja, auch diese Ängste versuchte ich mit Essen zu kompensieren. Es ist unglaublich schwierig, aus dem Hamsterrad falschen Verhaltens herauszufinden.

Ich lande wieder in der Klinik

Im Jahr 2007 folgte ein weiterer fünfwöchiger Klinikaufenthalt wegen Depressionen und Angststörungen. Nach einem Selbstmordversuch in diesem Jahr und der Entlassung auf eigenen Wunsch musste ich mir eingestehen, dass ich Heilung nicht erzwingen kann.

Die Grenzen von Therapie, ob in Gesprächen oder mit Medikamenten, wurden mir in den darauffolgenden Jahren sehr deutlich. Der Weg aus der Depression und aus Angstzuständen ist mühsam und mit vielen Rückschlägen gepflastert. Ich hatte auch nie das Gefühl, den richtigen Therapeuten gefunden zu haben. Es ist ungeheuer schwierig, die richtige Vertrauensperson zu finden. Sachzwänge wie die Erreichbarkeit durch öffentliche Verkehrsmittel oder die Tatsache, dass viele Therapeuten zeitweise keine neuen Patienten aufnehmen können, schränkten die Suche erheblich ein. Wer jemals versucht hat, telefonisch einen Termin bei einem Therapeuten zu bekommen, und dabei emotional so angegriffen war, dass jedes Wort anstrengend war, der wird nachvollziehen können, dass manche Absage mich in Tränen aufgelöst zurückließ. Sich emotional dermaßen angeschlagen auch noch mit Ärzten, die einen nicht ernst nehmen, oder Krankenkassen, die eine Papierlawine über einem ausschütten, auseinanderzusetzen, ist ein Unding. Man bekommt sofort Hilfe, wenn man ein Bein gebrochen hat, doch psychische Erkrankungen sind immer noch ein schwieriges Thema und der Begriff »mangelnde Professionalität« im Umgang mit psychisch Erkrankten ist das Stichwort, das sich mir aufdrängt. Mein Glück in dieser Zeit war meine behandelnde Hausärztin, die immer ein offenes Ohr und Verständnis hatte, keine Selbstverständlichkeit und unendlich wertvoll.

Meine Fünf-Punkte-Strategie in schwierigen Situationen

Rückblickend erscheinen mir meine Dreißiger manchmal wie eine Achterbahnfahrt der Gefühle. Zeitweise hielt ich mich für eine Art Monster, mit dem es niemand auf Dauer aushalten konnte. In den ersten Jahren der Therapie hatte ich auch sehr mit Rückschlägen zu kämpfen, weil ich hypersensibel war und mir die Perspektive fehlte. Es genügte das »Guten Morgen« einer Kollegin, das nicht wie sonst von einem Lächeln begleitet wurde, und ich begann zu grübeln, womit ich wohl dieses Verhalten ausgelöst haben könnte.

Doch ich habe in dieser Zeit viel gelernt, zum Beispiel, in mich hineinzuhören und Gefühle anzuerkennen. Es gibt kein »falsches« Gefühl. Fehler sind erlaubt und normal.

Ich habe gelernt, dass ich mit all meinen Fehlern liebenswert bin und Respekt und Toleranz verdient habe. Und ich habe gelernt, wieder aus meinem Schneckenhaus herauszukommen und auf andere zuzugehen. In solchen Situationen wie der mit der Kollegin legte ich mir eine Strategie zurecht, die mir zu einer neuen, gesünderen Sichtweise verhalf.

Erstens sagte ich mir: »Christina, die Welt dreht sich nicht um dich!«, begleitet von einem Augenzwinkern. Damit rief ich mir in Erinnerung, dass ich nicht jede Handlung und Aktivität auf mich beziehen muss. Noch heute ist dies der erste und wichtigste Schritt für mich. Denn mal ehrlich: Etwas egozentrisch ist dieses Verhalten, alles negativ auf sich zu beziehen, schon.

Zweitens wechselte ich die Perspektive, denn ich kann eine Situation negativ bewerten, muss es aber nicht. Auf die beschriebene Situation bezogen bedeutete das: Wie oft sagen oder tun wir selbst etwas, was bei unserem Gegenüber ganz anders ankommt als gedacht? Statt immer die negativste Interpretation zu wählen, kann man ebenso einfach eine positive und die wahrscheinlichste nehmen. Die Kollegin war vermutlich in Gedanken und hat sich nichts dabei gedacht.

Drittens machte ich mir klar: Ich bin nicht auf der Welt, um es anderen recht zu machen. Ich begegne anderen mit Respekt und Freundlichkeit, und ja, ich darf auch mal einen schlechten Tag haben. Niemand ist perfekt. Es gibt keinen Grund, Fehler bei mir zu suchen, deshalb erst einmal Ruhe bewahren und durchatmen!

Viertens bat ich um ein Gespräch unter vier Augen, wenn ich mich unbehaglich fühlte, zum Beispiel, weil ich tatsächlich einen schwelenden Konflikt mit jemandem hatte. Dazu gehört auch, nicht mit der Tür ins Haus zu fallen und (leider) auch zu respektieren, wenn jemand dies ablehnt. Nicht jeder ist bereit, einen Konflikt auszutragen und einen Kompromiss zu finden. Auch heute, über zehn Jahre, nachdem ich mit einer Therapie begonnen habe, muss ich mich immer wieder bremsen, um Menschen nicht zu überfordern mit meiner schnellen und direkten Art. Handelt es sich um einen Konflikt am Arbeitsplatz und wirkt es sich auf die Arbeitsatmosphäre aus, dann spreche ich je nach Sachlage mit einem Vorgesetzten, einem Konfliktberater oder einem Mitglied des Personalrates.

Fünftens entschuldigte ich mich ohne Wenn und Aber, wenn ich einen Fehler gemacht hatte.

Ich muss lernen, Positives zu sehen

Ich habe nie aufgegeben, weder beruflich noch privat. Seit über zehn Jahren kämpfte ich mich immer wieder durch Erkrankungen und Rückschläge zurück ins Leben. Therapie hilft dabei, Situationen zu besprechen, eine unabhängige Perspektive zu erhalten und das Handwerkszeug zu erhalten, um besser mit schwierigen Situationen umzugehen.

Mit der Zeit wurde ich widerstandsfähiger, doch die Neubewertung von Situationen war und blieb schwierig für mich. Immer war ich zwar völlig davon überzeugt, ganz sachlich und neutral zu bewerten, sah aber tatsächlich nie die Chance, sondern immer nur die Gefahr. Jede mögliche Veränderung und damit auch jede gute Idee wurde (in meinen Augen rational) mit hundert Gegenargumenten von mir selbst totgeredet.

Heute bespreche ich Situationen, die ich negativ bewerte, zur Sicherheit mit einem Freund oder beruflich mit einer Kollegin, denn eine andere Perspektive kann sehr hilfreich sein. Während wir gerne von uns denken, uns etwas gut überlegt zu haben, kann es ebenso sein, dass wir ein ungutes Gefühl (Angst vor Veränderung!) hatten und uns nun einfach unbewusst nur das Negative herausgesucht haben. Das Gehirn ist ein Gangster!

Beruflich bleibt es schwierig

Besonders beruflich litt ich sehr unter den wiederkehrenden Rückschlägen. Ich empfand mich als ständige Enttäuschung für meine Kolleginnen, man konnte sich einfach nicht auf mich verlassen. Es gab in dieser Zeit Phasen, da hatte ich auch große Probleme mit Veranstaltungen jeder Art. Gab es Besprechungen oder Fortbildungen, die natürlich Pflicht waren, konnte ich mich kaum zur Teilnahme überwinden.

Hinzu kam, dass insbesondere die Medikamente gegen Angstzustände oft müde machen und ich mich deshalb kaum konzentrieren konnte oder bei der Arbeit einzuschlafen drohte. Durch meine Ausfallzeiten war mein Arbeitgeber verpflichtet, mich beim Amtsarzt auf meine Dienstfähigkeit untersuchen zu lassen. Immer wurde ich grundsätzlich für dienstfähig befunden.

Diese Gespräche waren für mich immer sehr schwierig, denn was sollte ich da sagen? Ich fühlte mich auf der einen Seite nicht immer fit; in Frührente zu gehen schien mir aber auch nicht richtig und ich wollte auch den Glauben daran nicht aufgeben, dass es auch wieder dauerhaft aufwärtsgeht. Gleichzeitig lag ich damit dem Steuerzahler auf der Tasche, ohne eine Leistung zu bringen, was mich als Arbeiterkind sehr belastete. Ich fühlte mich wertlos. Und wer kennt nicht die blöden Beamtenwitze, die genau in diese Kerbe schlagen?

Ich muss mit meinen Kräften haushalten lernen

Trotzdem musste ich mir in dieser Zeit auch eingestehen, dass ich nie wieder so belastbar sein würde wie in meinen Zwanzigern. Meine volle Gesundheit würde ich auch nicht mehr erreichen. Ich musste lernen, mit meinen Kräften zu haushalten, womit ich heute sehr hadere. Es fällt mir nicht leicht, dass ich sowohl beruflich als auch privat immer wieder zurückstecken muss.

In wollte immer sofort hundert Prozent erreichen, uneingeschränkt Leistung bringen und Aufgaben übernehmen können. Und nicht nur das: Ich wollte immer noch mehr erbringen und in meine Ausfallzeiten wiedergutmachen – ein Unternehmen, mit dem ich immer wieder scheiterte, ja scheitern musste. Heute bin ich (meistens) zufrieden, wenn ich von Tag zu Tag meine Arbeit mache, meine Arbeitsstunden sinnvoll ausfülle und ein gutes Verhältnis zu meinen Kolleginnen und Vorgesetzen pflege. Trotzdem gibt es immer noch Tage, an denen ich mit meiner Arbeitsleistung nicht zufrieden bin oder unkonzentriert war.

Vermutlich kennt das jeder. Für mich mit meiner Vorgeschichte bedeutet das aber immer die Befürchtung, es könnte wieder eine schlechtere Phase starten. Und auch heute will ich manchmal zu viel und plane zu viele Aufgaben oder Arbeitsstunden in einer Woche ein. Es ist immer schwierig zu akzeptieren, dass der eigene Körper nicht mehr so funktioniert, wie er es einmal tat. Mit hat das Gespräch darüber mit einem Therapeuten und mit Freunden sehr geholfen. Und ich habe gegenüber Kolleginnen und Vorgesetzten mit offenen Karten gespielt. Ich suche keine Ausreden, sondern sage klipp und klar, wenn eine Aufgabe mich überfordert. Das kommt nicht immer gut an und hat dauerhaft eine Beförderung unmöglich gemacht. Es wäre auch unverantwortlich von mir, eine höhere Position mit Personalverantwortung anzustreben. Dafür bin ich einfach nicht geschaffen. Auch das eine bittere Pille, die ich schlucken musste.

Was mein Gewichtsproblem betrifft, betrüge ich mich selbst

Leider habe ich es in diesen Jahren nie geschafft, meine Gewichtsprobleme in den Griff zu bekommen. Ich weiß nicht einzuordnen, inwieweit mein Essverhalten und mein Übergewicht eine Rolle bei meinen Depressionen spielten. Eine gesunde, ausgewogene Ernährung und Sport sind bei Depressionen und Angstzuständen wichtig, doch davon war ich in meinen Dreißigern meilenweit entfernt. Entsprechend negativ hatte sich mein Gewicht in dieser Zeit entwickelt. Ich bewegte mich erneut auf eine weitere Schreckensgröße zu, die 140-Kilo-Marke.

Ein großes Thema in Hinblick auf meine Adipositas ist der Selbstbetrug. Ich war so überzeugt davon, dass ich es schon schaffen würde, mein Gewicht in den Griff zu bekommen.

Meine Pläne zum Abnehmen wurden immer extremer, die Anforderungen an mich immer absurder und waren von Grund auf zum Scheitern verurteilt. Ich plante zum Beispiel täglich Sport ein – unmöglich für mich, die ich nur noch unter Schmerzen gehen konnte und immer öfter auch kleinere Strecken im Taxi fuhr. Selbst zehn Minuten Fußweg kosteten mich Überwindung und ich vermied es immer mehr, mich zu bewegen. Ich hatte Schmerzen in den Knien und Füßen, Kopfschmerzen waren fast ein täglicher Begleiter. Wie sollte ich in dieser Situation täglich Sport machen? Trotzdem plante ich es ein und scheiterte krachend. Auch meine tägliche Kalorienaufnahme war mit 1000 bis 1200 Kalorien viel zu niedrig angesetzt. Ich kasteite mich in den Abnehmphasen ohne Ende. Umso gravierender war nach dem Scheitern die Gewichtszunahme.

Die Hilfsangebote sind dürftig

Was mich auch heute noch ärgert ist, dass Adipositas nicht so ernst genommen wird wie andere Erkrankungen.

Auch Hausärzte sind häufig nicht über die wenigen Angebote für Adipöse informiert, die es gibt. Und Orthopäden verzichten gerne auf eine ordentliche Anamnese und raten einfach, »mal zehn Kilo abzunehmen«. Als Patient ist man ähnlich wie bei psychischen Erkrankungen sehr auf sich allein gestellt. Es fehlt an Therapieplätzen, wo emotionale Esser – ein weit verbreitetes Problem bei Menschen mit Adipositas – lernen, mit Konflikten und Stress besser umzugehen. Andere Essstörungen wie Bulimie sind besser therapeutisch abgedeckt und gesellschaftlich anerkannter.

Sowohl in der Gesellschaft als auch von ärztlicher Seite wird man einfach nicht richtig ernst genommen und häufig mit Sätzen wie »Essen Sie mal weniger« abgespeist.

Ich landete zum Beispiel bei einem meiner letzten Versuche, Hilfe zu finden, im Zentrum für Essstörungen in Frankfurt und musste schnell erkennen, dass man auf mich gar nicht richtig vorbereitet war (heute ist das Zentrum für Essstörungen in Frankfurt breiter aufgestellt). Es fing damit an, dass sich das Zentrum in einem Gebäude im siebten Stock ohne Aufzug befand – für einen Menschen mit Adipositas wie mich ein schwerer Aufstieg, den ich nur mit Pausen bewältigen konnte. Man hatte diverse Angebote für Bulimiker oder Magersüchtige, doch ich fiel schlicht durchs Raster. Immerhin wurde ich dort ernst genommen und angehört und bekam eine Liste von Therapeuten und Ernährungsberatern, die sich auf Essstörungen spezialisiert hatten. Leider folgte schnell die Ernüchterung. Diese hatten entweder keinen Platz für mich oder gaben mir zu verstehen, dass mein Problem dort nicht behandelt werde.

Auch heute wird Übergewicht zu wenig ernst genommen

Ich denke oft, eine bariatrische Operation wäre für mich vielleicht nicht notwendig gewesen, hätte es damals ein Bewusstsein und eine Bereitschaft vonseiten der Politik gegeben, ernsthaft mit Therapieangeboten und konsequentem Vorgehen gegen ungesunde Lebensmittel vorzugehen. Menschen mit hohem Übergewicht und Adipositas Grad 1 werden nach wie vor eher »verwaltet« – oder soll ich sagen vertröstet? Selbst jüngere Patienten bekommen oft zu hören, sie sollten eben konservativ abnehmen, doch gute Angebote fehlen. Es kommen nur diffuse Ansagen und gehandelt wird erst, wenn das Gewicht extrem hoch ist und Folgeerkrankungen vorhanden sind.

Eine bariatrische Operation hat lebenslange Konsequenzen und sollte immer der letzte Ausweg sein, wenn andere Therapiemaßnahmen nicht greifen.

Gerade deshalb sollte es viel mehr Angebote geben, gegen die Abwärtsspirale aus emotionalem Essen, steigendem Gewicht und einer erodierenden Gesundheit vorzugehen. Die Politik beginnt erst jetzt langsam zu reagieren, und das nach wie vor eher auf Kosten der Verbraucher und Patienten. So befindet sich zum Beispiel diese Operation nicht im Leistungskatalog der Krankenkassen, wird jedoch unter bestimmten Voraussetzungen genehmigt. Doch die Supplementierung mit lebenswichtigen Vitaminen, die danach zwingend lebenslang nötig ist, muss der Patient selbst tragen.

Mein Weg zur Operation

Ich hatte mit Ende dreißig das erste Mal von dieser Operation gehört und fragte bei meiner Krankenkasse an. Man teilte mir damals lapidar mit, diese Operation sei nicht Teil des Leistungskataloges. Vielleicht täuscht mich meine Erinnerung, aber man hatte mich nicht informiert, dass ich trotzdem einen Antrag stellen kann und es auch damals schon positive Einzelfallentscheidungen gab. Ein Schelm, wer Böses dabei denkt!

Die Operation selbst zu bezahlen kam aufgrund meiner angespannten finanziellen Lage nicht infrage. Auch das eine Ironie des Lebens: Die eigene Erkrankung verhindert, gegen die Krankheit vorzugehen. Denn dass Menschen mit einer Essstörung Schulden machen, um die Sucht zu finanzieren, ist keine Seltenheit. Da ich die Operation auch selbst immer mit einem Fragezeichen sah und damals noch die naive Vorstellung hatte, dass die Operation bei fehlender medizinischer Indikation nicht gemacht werden kann, weil die Krankenkassen sie nicht im Leistungskatalog führen, und außerdem der Meinung war, es doch durch Diäten und Sport schaffen zu können, verwarf ich die Idee über die Jahre immer wieder.

Doch meine Verzweiflung wuchs. Heute weiß ich, dass Krankenkassen gerne erst einmal abwimmeln und man dann nur durch Hartnäckigkeit und manchmal auch gerichtlich zum Ziel kommt. Mittlerweile scheint es ein beliebtes Mittel geworden zu sein, Anträge zunächst abzulehnen.

Das spart Geld, denn ein gewisser Prozentsatz an Menschen lässt sich entmutigen oder findet sich mit der Ablehnung ab. Wer das für eine Art Verschwörungstheorie hält, dem könnte ich gleich mehrere Fälle aus meiner Selbsthilfegruppe nennen, in denen es für mich einfach nicht mehr nachvollziehbar war, warum hier so viele Steine in den Weg gelegt wurden oder gar ein Antrag abgelehnt wurde.

Was bleibt als Fazit aus diesen Kapiteln für Sie?

Ich habe meine Geschichte für Sie so ausführlich aufgeschrieben, um Ihnen an meinem Beispiel zu zeigen, wie unsere Lebensgeschichte, wie positive und negative Erlebnisse uns prägen und später einen großen Anteil daran haben, welche Entscheidungen wir treffen und wie wir auch in alltäglichen Situationen reagieren. Unser Umgang mit Stress und Sorgen ist ein ganz großes Thema. Haben wir hier kein gutes Rüstzeug mitbekommen, dann kann es zu Fehlentwicklungen kommen wie bei mir: Ich habe Stress, Kummer und Sorgen mit Essen kompensiert. Erfolge habe ich mit Essen gefeiert. So habe ich es in meiner Kindheit vorgelebt bekommen und ich habe es übernommen.

Während einige in meiner Familie es geschafft haben, trotz eines lebenslangen Kampfes mit den Pfunden ihr Gewicht im Zaum zu halten, kamen bei mir in meinen Zwanzigern weitere Fehlentwicklungen hinzu. Unter anderem ist durch die räumliche Distanz mein soziales Umfeld weggebröckelt. Und ich selbst habe Entscheidungen getroffen, die mir geschadet haben, zum Beispiel, indem ich keinen Sport mehr getrieben habe.

Haben Sie sich wiedergefunden?

So verschieden die Situationen auch sein mögen – das Verhalten, mit dem Sie auf schwierige Situationen und Stress reagieren, kann der Grund dafür sein, dass Sie übergewichtig und schließlich adipös wurden. Viele Menschen sind emotionale Esser!

Doch warum ist nicht jeder übergewichtig, der so ein Schicksal teilt? Meine Vermutung als Laie ist, dass diese Menschen über andere Erbanlagen verfügen, die sie vor einer schnellen Gewichtszunahme schützen. Auch das soziale Umfeld spielt eine Rolle: Ist Ihnen aufgefallen, dass Sie von Menschen umgeben sind, die Sie bei Ihrem problematischen Essverhalten unterstützen? Aber genau dieselben Menschen konfrontieren Sie mit unrealistischen Anforderungen an Ihr Essverhalten oder kommentieren Ihr Gewicht. Diesen Widerspruch findet man häufig.

Meine Mutter kochte immer sehr fettreich, in zu großen Portionen und belohnte mich mit Essen. Damit konnte sie ihre Liebe ausdrücken.

Wenn Sie Ihre eigene Situation betrachten, ist es hilfreich, auch auf Ihre persönliche Geschichte zu blicken. Es geht nicht um Schuldzuweisungen, sondern darum, ein bestimmtes Verhalten zu verstehen. Manchmal kann es auch zu schmerzhaften Prozessen kommen. Das ist fordernd und sehr schwierig, besonders, wenn Sie erkennen müssen, dass es »toxische« Menschen in Ihrem Leben gibt.

Vielleicht verstehen Sie jetzt etwas besser, warum ich meine Vorgeschichte ausführlich in diesem Buch untergebracht habe: Wir alle haben eine Geschichte und wir sind das Resultat dieser Geschichte. Ich will Ihnen mit auf den Weg geben, dass Sie nicht allein sind und sich von Schuld und Scham lösen können. Dass Sie das Recht haben, über Verletzungen, zum Beispiel mit einem Therapeuten, zu reden. Sie verüben keinen »Verrat«. Verharren Sie nicht in falscher Loyalität auf Kosten Ihrer physischen und psychischen Gesundheit. Sie schmälern auch nicht die Leistung oder die Liebe, die Ihnen entgegengebracht wurde. Ich hatte diese Gefühle und abgeschwächt habe ich sie noch heute. Um gesund zu werden, um zu heilen und bessere Entscheidungen für Ihr Leben treffen zu können, kann es unumgänglich sein, über Verletzungen zu reden.

Tiefpunkt Höchstgewicht – der Entschluss, der alles verändert

Zurück zu meiner eigenen Geschichte. Ich bin ein großer Fan der Advents- und Weihnachtszeit. Ich liebe die Lichter, die Düfte. Wenn mir jemand erzählt, er komme nicht in Weihnachtsstimmung, dann weiß ich nicht, wovon er redet. Doch das Ganze hat auch seine Schattenseiten, denn in dieser Zeit trinke ich mehr Alkohol, esse eine Menge Kalorien und gebe mehr Geld aus, als ich sollte. Der Kater im Januar bleibt dann nicht aus: Das Frühjahr ist noch weit weg – der Winter tobt sich sogar erst richtig aus. Man steht morgens im Dunkeln auf und kommt im Dunkeln von der Arbeit nach Hause.

Wer Probleme mit Depressionen hat, weiß, dass die dunkle Jahreszeit eine Herausforderung ist. Ich habe einiges probiert, um diese Wirkung zu mildern, aber es ist und bleibt schwierig für mich. Meistens essen wir in dieser Zeit sehr reichhaltig. Die traditionelle deutsche Küche mit ihren Knödeln, schweren Saucen und Braten ist wie geschaffen dafür und auch Kalorienreiches wie Pizza, Pasta, Burger und Fritten haben schon lange Einzug bei uns gehalten. Selbst, wenn wir uns für gesunde Küchen begeistern, zum Beispiel für japanische Gerichte wie Sushi, finden wir nicht das richtige Maß, während man diese Dinge in Japan eher mit Augenmaß isst.

Uns fehlt das Maß beim Essen!

Eine große Frage ist also auch:

Was ist eine angemessene Portion? Nicht nur in meiner Familie konnte man die richtige Portionsgröße nicht einschätzen – es ist ein weit verbreitetes Phänomen.

Wir wollen immer einen üppig gefüllten Teller vor uns haben, oft ist das für uns ein Zeichen von Qualität: Schnitzel, die über den Tellerrand lappen, und Pommes frites, die in einer extra Suppenschale dazu gereicht werden, sind ein gutes Beispiel dafür. Man will ja auch etwas haben für sein Geld! Aufessen muss sein, denn wir wurden dazu erzogen. Und wir essen dann nicht etwa zuerst den Salat – nein, erst muss das Schnitzel mit der fetttriefenden Panade gegessen werden (die frittierte Variante haben wir besonders gern), der ungesündeste und kalorienreichste Teil des Essens. Aber wer sagt eigentlich, dass wir aufessen müssen?

In unserer Kantine zeigt sich das ganz typische Bild aller Kantinen in Deutschland: Es wurden zwar Wünsche an die Betreiber erfüllt – mehr Gemüse, mehr Auswahl an der Salatbar, ein vegetarisches Angebot täglich – doch das mit großem Abstand meistverkaufte Essen ist Schnitzel mit Pommes und Salat!

Die Lebensmittelindustrie trägt auf ihre eigene Weise bei, die so schizophren ist, dass ich ein eigenes Kapitel darauf verwenden müsste. Stichwort: Portionsgröße laut Packungsaufdruck im Verhältnis zum tatsächlichen Inhalt und zur tatsächlichen Menge, um gesättigt oder zufrieden zu sein. Gibt es wirklich Menschen, die 30 Gramm Chips abwiegen und sich mit dieser »Portion« begnügen?

Mein Verhaltensmuster ändert sich nicht

Mit all diesen Dingen kämpfe ich schon mein Leben lang, und immer sind sie von meinem merkwürdigen Verhaltensmuster begleitet. Heute kann ich über einiges lachen.

Es gibt den Satz von Einstein »Die Definition von Wahnsinn ist, immer wieder das Gleiche zu tun und andere Ergebnisse zu erwarten«. Das trifft mein Verhalten sehr genau. Immer wieder sagte ich mir, im neuen Jahr wird alles anders bzw. besser. Vor meinem geistigen Auge sah ich mich schon gertenschlank – niemand in meiner Familie war jemals gertenschlank – und entspannt über allen Ärgernissen des Lebens schwebend. Natürlich fand ich immer gute Gründe dafür, dass ich im neuen Jahr nicht sofort starten konnte.

Ich war es gewohnt, dass immer alles aufgegessen werden musste, man kann nichts wegwerfen, selbst wenn es noch so ungesund ist. Und irgendwie schien das Zeug eine endlose Karawane darzustellen, da ich sowieso immer zu viel kaufte und ständig glaubte, etwas dringend nachkaufen zu müssen. Und da ich Mitte Januar Geburtstag habe, musste ich, so mein Irrglaube, ja mindestens bis danach warten. »Wieso das denn?«, denke ich heute! Dann kam wieder ein Wochenende dazwischen. Schließlich redete ich mir ein, dass es besser sei, im Frühjahr zu starten. Im Sommer konnte ich nicht anfangen, weil ich unmöglich auf Eis verzichten konnte. Auf die Idee, Obst einzufrieren und zu pürieren, oder auch, dass man nicht immer alles sofort haben muss, kam ich nicht. Oder wenn doch, dann nur mit extrem übler Laune verbunden.

Ich erkenne nicht, dass ich meine Ernährung umstellen muss

Auf die Erkenntnis, dass eine Diät keinen Sinn macht und ich meine Ernährung dauerhaft umstellen musste, kam ich in meinen Dreißigern nicht. Als mich diese Erkenntnis später erreichte, fehlte mir allerdings die Einsicht, dass Ausnahmen zwar dazugehören, aber Ausnahme bleiben müssen.

Für mich ist besonders traurig daran, dass ich diese Erkenntnis so spät hatte. Mit Anfang Zwanzig hatte ich deutlich weniger Übergewicht und hätte noch manches ändern können. Aber Anfang 2016 war ich 44 Jahre alt und wog 141 Kilogramm, hatte hohen Blutdruck und Herzrhythmusstörungen, mehrfach im Monat Migräne, Rücken- und Gelenkschmerzen. Dazu kam eine Fettleber – ein Problem, das nicht nur bei Menschen mit Adipositas vorkommt, sondern auch bei Schlanken, die viel Zucker konsumieren. Festgestellt worden war das schon einige Jahre zuvor, als man bei einer Sonografie meines Bauches einen Gallenstein fand. Die Galle wurde daraufhin entfernt. Bereits damals wurde ich auf mein Bauchfett und das Fett, das meine Organe ummantelt, hingewiesen, ohne dass mir die Konsequenzen erklärt wurden. Es war mir schon peinlich, dass da so viel Fett zu sehen war, doch was hatte ich erwartet? Das viele Fett gestaltete allerdings auch die Untersuchung schwierig und allein dadurch war mir klar, dass es nichts Gutes bedeuten kann. Aufgrund meines Übergewichtes galt ich bereits in den 2000er-Jahren als Risikopatientin bei Operationen.

Wir sagen gerne: »Ich muss meine Ernährung dauerhaft umstellen!« – aber meinen wir das auch wirklich so?

Ich hatte, wie viele Menschen mit Adipositas, durch die Mengen, die ich konsumierte einen vergrößerten Magen. Da das Sättigungsgefühl über die Magenfüllung bestimmt wird, dauerte es immer sehr lange, bis ich ein Gefühl der Sättigung hatte. Dazu kam, dass mein Gehirn und meine Verdauung die fette, kohlehydratreiche Ernährung gewöhnt waren und regelrecht danach schrien, wenn ich mich gesünder und mit reduzierten Portionen ernährte. Durch gesündere Ernährung bekam ich sogar Magenschmerzen und Darmkrämpfe, allein das ließ mich immer wieder scheitern. Meine Verdauung war das ballaststoffreiche Essen nicht gewöhnt. Und schlechte Laune bekam ich auch, weil ich immer das Gefühl hatte, auf etwas verzichten zu müssen. Der Gedanke, dass gesunde Ernährung guttut, kam mir gar nicht. Hinzu kommt, dass ich auch noch die Zeit kenne, als gesunde Ernährung als ziemlich freudlos und wenig wohlschmeckend galt. Das ist heute zum Glück ganz anders!

Ich habe einen BMI von 50 erreicht

All das, was ich bisher erzählt habe, hatte mich nicht zum Umdenken gebracht. Doch Anfang Februar 2016 stellte ich mich auf die Waage und wog jetzt also 141 Kilogramm, was bei meiner Körpergröße einem BMI von 50 entsprach. Damit befand ich mich auf der Schwelle zur »Superadipositas«, die bei einem BMI von 50 beginnt.

Ich hatte also »Superadipositas«, auch »Adipositas permagna« genannt.

Ich war geschockt, doch ich war bereits seit 26 Jahren immer wieder über mein steigendes Gewicht schockiert. Und immer wieder hatte ich Grenzen überschritten, von denen ich überzeugt war, sie nie zu überschreiten. Und wenn doch, es dann schnell wieder korrigieren zu können.

Jetzt traten dieselben Gedanken auf, die ich immer nach einer solchen Grenzüberschreitung hatte: »Ich muss sofort abnehmen.«, »Das sind nur zwei Kilogramm, bis wieder eine Drei davorsteht«, »Das ist nicht so schlimm« und »Das krieg ich in den Griff«.

Auf einmal werde ich wahnsinnig wütend auf mich

In diesem Augenblick brach jedoch ein Damm. Auf einmal war ich unglaublich wütend auf mich. Wie konnte ich denken, 139 Kilogramm seien okay? Darauf, dass ich anfing, das Gewicht zu relativieren, und darauf, zu denken, jetzt auf einmal etwas erreichen zu können, woran ich in den letzten Jahren immer wieder gescheitert war – nämlich eine Ernährungsumstellung, die eine gravierende Gewichtsabnahme nach sich ziehen würde. Wie kam ich nur auf die Wahnsinnsidee, 139 Kilogramm seien okay?

Was bedeutete in meinem Fall gravierende Gewichtsreduktion überhaupt? Ich wog mehr als doppelt so viel, wie ich für einen normalen Body-Mass-Index wiegen durfte.

Plötzlich wurde mir die Größe meines Problems bewusst und ich redete es zum ersten Mal nicht klein.

Aber ich war furchtbar hilflos, denn alle meine Versuche, eine Lösung zu finden oder Hilfe zu erhalten, waren gescheitert. Und natürlich aß ich immer weiter, je größer die Verzweiflung war, umso mehr Kalorien schien es zu bedürfen, um mich irgendwie aufrecht zu halten und einigermaßen zu funktionieren.

Ein Hoffnungsschimmer

Zu dieser Zeit war ich in therapeutischer Behandlung. Auch wenn mir rückblickend gesehen die theoretischen Ansätze meines behandelnden Arztes nicht wirklich geholfen haben, werde ich ihm immer für seinen Hinweis dankbar sein, dass eine bariatrische Operation möglicherweise doch durch die Krankenkasse bezahlt werden kann, wenn man einen formlosen Antrag stellt. Ich schöpfte Hoffnung, hatte aber gleichzeitig große Angst vor einer Operation. Einer Operation, die oberflächlich betrachtet – jedenfalls von meinem laienhaften Standpunkt – medizinisch nicht notwendig war und bei der einem gesunden Organ Schaden zugefügt wird.

Und natürlich fütterten die fragwürdigeren »Informationen« aus dem Internet meine Ängste weiter. Ich las eine Menge Geschichten von Leuten, die nach einer bariatrischen Operation massive Probleme hatten. Auch mein Umfeld, bei dem ich vorsichtig nachfragte, trat vor allem als Bedenkenträger auf. Und sei es auch nur deshalb, weil halbes Leid geteiltes Leid ist – wie konnte es sein, dass jemand plötzlich einen Weg aus dem Elend suchte, statt sich weiterhin darin zu suhlen?

Wir haben Angst vor Veränderung. So schlecht es uns auch gehen mag, neigen wir dennoch dazu, eher Gründe zu finden, etwas nicht zu tun, als etwas zu tun. Mein Leidensdruck war schon länger hoch, mir ging es viele Jahre körperlich und seelisch sehr schlecht, und trotzdem hatte ich weder einen Weg aus dem Elend gefunden noch betreten.

Was hatte sich geändert?

Was war nun anders? Ich kann es auch rückblickend schwer erklären. Natürlich waren da die Schmerzen, das Ausgegrenztsein, der Rückzug aus dem Leben, das ständige Versagen im Job, weil ich oft krank war. Es war auch das Scheitern, das Versagen bei einfachen Handlungen wie Spazierengehen. Alles war ein Kraftakt. Ständig war ich bei kleinsten Anstrengungen außer Atem. Schmerzen waren meine täglichen Begleiter, besonders in den Füßen und im Kopf. Ich nahm nur noch Schmerzmittel, zusätzlich zu den anderen Medikamenten, die ich nehmen musste: einen Betablocker, ein blutdrucksenkendes Mittel, einen Magensäureblocker. Auch die Schmerzmittel machten mir Angst, doch alles hatte ich Schritt für Schritt akzeptiert.

Ich habe daraus gelernt, dass vor der Heilung die Selbsterkenntnis steht. Es ist eine schmerzhafte Analyse der eigenen Situation notwendig.

Unter der Verzweiflung über meine schlechte Gesundheit litt ich schon länger und doch hatte ich mir immer gesagt: »Das schaffe ich.« Aber es wurde schlimmer und schlimmer. Doch nun war da auch eine Wut in mir, mich endlich aus diesem Gestrüpp an Selbstlügen zu lösen. Damals war mir das nicht bewusst, aber zu dieser Zeit begann auch der Prozess der Ablösung von meiner Familie, von der ich diese Strategie übernommen hatte. Ich wollte nicht wie einige Familienmitglieder sehenden Auges in mein Unglück laufe, weil ich mich einfach nicht der Realität stellen und Konsequenzen daraus ziehen wollte.

»Mein Name ist Christina Filbert und ich habe eine Essstörung.«

Wer kennt nicht die Formel, die bei den Meetings der Anonymen Alkoholiker verwendet wird: »Mein Name ist XY und ich bin Alkoholiker.«

»Ich bin emotionale Esserin, mein Verhalten ist aus dem Ruder gelaufen und bestimmt mein Leben. Es schadet meiner Gesundheit und ich brauche Hilfe!«

Ich habe mir erst sehr spät Hilfe gesucht. Ich könnte mich damit jetzt selbst martern, aber das bringt mich nicht einen Meter weiter. Mein Rat ist: Lassen Sie es! Nehmen Sie Ihre Situation, wie sie ist. Akzeptieren Sie den Istzustand und quälen Sie sich nicht mit »hätte und wäre«. Das hilft Ihnen nicht und kostet Sie nur unnötig Energie. Energie, die Sie unbedingt für den Weg, den Sie vor sich haben, benötigen!

Leider wird es Menschen mit Adipositas nicht einfach gemacht, ihren Weg in ein gesünderes Leben zu finden. Wir sollen einer Norm entsprechen. Wir sollen in Schablonen passen, dabei hat jeder seine individuelle Geschichte und Lebenssituation. Weil Adipositas in der allgemeinen Wahrnehmung auch bei vielen Ärzten noch nicht als Krankheit anerkannt ist, werden wir gerne mit billigen Sätzen wie »Iss weniger und mach Sport« abgespeist. Es gibt kaum ganzheitliche Hilfsprogramme, die realistische Vorgaben haben. So gibt es zum Beispiel Kliniken, die bei einem vierwöchigen Aufenthalt – meines Erachtens viel zu kurz! – eine 1200-Kalorien-Diät verordnen – meines Erachtens viel zu niedrig! –, um schnelle Erfolge vorweisen zu können. Doch im Alltag haben solche Methoden keinen Bestand. Menschen mit Adipositas wird häufig erst bei Alarmstufe Rot geholfen. Solange es noch nicht so weit ist, sind wir angeblich noch zu gesund und es gibt nur halbherzige oder gar keine Angebote für unsere Krankheit.

Wir leben in einer Zeit, in der medizinische Hilfe für manche Erkrankungen sehr stiefmütterlich behandelt und nur verwaltet wird.

Machen wir uns nichts vor – obwohl Adipositas in der Mitte der Gesellschaft stattfindet, werden wir wie Aussätzige behandelt und Erbsenzähler bei den Krankenkassen machen eine Kosten-Nutzen-Rechnung auf, bevor eine Behandlung genehmigt wird.

Deshalb fordern Sie die Hilfe ein, recherchieren Sie, lassen Sie sich nicht abspeisen! Sowohl in Ihrem Umfeld, als auch bei den behandelnden Ärzten und Ihrer Krankenkasse. Sie sind krank und haben ein Recht auf adäquate Hilfe, wie es bei jedem Beinbruch selbstverständlich ist.

Kapitel 2
Die OP und der Weg dorthin

Superadipositas – diese Diagnose hatte mir endlich die Augen geöffnet. Mir wurde klar, dass herkömmliche Abnehmmethoden für mich nicht mehr ausreichen würden. Ich musste die Verantwortung übernehmen und begann, mich mit den Möglichkeiten einer Operation auseinanderzusetzen. Letztlich entschied ich mich für eine Adipositasklinik, in der ich mich gut aufgehoben fühlte und die Operation durchführen lasse.

Ich beginne, mich ernsthaft mit einer OP auseinanderzusetzen

Ich begann zu recherchieren, welche Operationsmethoden es gab und wo diese Operationen stattfinden. Drei Methoden sind mittlerweile geläufig: Roux-Y-Magenbypass (LRYGB), Mini-Magenbypass (MGB) bzw. Ein-Anastomosen-Bypass (OAGB, früher auch Omega-Loop-Magenbypass genannt), aber auch der Sleeve, auch Schlauchmagen genannt. (Mehr zu den einzelnen Methoden im Folgenden, S. 189.) Andere Methoden wie das Magenband werden kaum noch angewendet und der Magenballon dient nur als Zwischenlösung zur schnellen Gewichtsreduktion vor der eigentlichen Operation. Er wird auch für Menschen mit geringerem Übergewicht angeboten, allerdings meines Wissens nur für Selbstzahler. Natürlich sollte man auch hier die möglichen Nebenwirkungen und das Risiko einer erneuten Zunahme nach Entnahme des Ballons im Auge behalten. Die drei Methoden unterscheiden sich in ihren Risiken und Anforderungen nach der Operation.

Eine intensive Beratung durch den Arzt ist unerlässlich. Meiden Sie Kliniken, die nur eine Methode im Angebot haben. Es gibt hier keinen Goldstandard, sprich eine »beste Methode«. Die Entscheidung ist immer abhängig von Ihrer jeweiligen Lebenssituation (z. B. was Sie beruflich machen), Ihren Vorerkrankungen (z. B. einem Reflux der Magensäure) und Ihrer Anatomie (deshalb kann erst während des Eingriffs verbindlich erkannt werden, welche Methoden möglich sind). Aus diesen Gründen ist eine qualifizierte Beratung so wichtig. Die bariatrische Chirurgie entwickelt sich ständig weiter und auch die Behandlungsmethoden ändern sich. Auch dieser Bereich unterliegt Moden und neuen Entwicklungen und nicht immer bewährt sich der neueste Hype langfristig. Bleiben Sie kritisch und hören Sie auf Ihr Bauchgefühl in Kombination mit qualifizierter ärztlicher Beratung. Scheuen Sie nicht davor zurück, weitere Termine zu vereinbaren, und lassen Sie sich die Zeit, die Sie benötigen. Behalten Sie immer im Hinterkopf, dass ein Chirurg operieren will, das ist seine bevorzugte Lösung und sein Job. Sie wollen jedoch eine Lösung für Ihr Problem und da ist eine bariatrische OP nur eine Option von vielen.

Ich fand heraus, dass es Adipositaszentren gab und Kliniken mit chirurgischen Stationen, wo diese Operationen ebenfalls durchgeführt wurden. Instinktiv erkannte ich, dass ich persönlich in einem Adipositaszentrum besser aufgehoben wäre, als dort, wo diese Eingriffe nur einer von vielen sind. Hinzu kam, dass ich in der Nähe von Offenbach wohnte, wo es ein Exzellenzzentrum gab, das noch mehr Fachleute für schwierige Fälle aufbot als ein herkömmliches Adipositaszentrum. Die Zentren werden in drei Stufen klassifiziert – vom Kompetenzzentrum über das Referenzzentrum bis zum Exzellenzzentrum steigen die Anforderungen, die ein solches Zentrum jeweils erbringen muss, um zertifiziert zu werden. Dazu gehören zum Beispiel die Anzahl der durchgeführten Operationen und die personelle Ausstattung. Ich hatte mir mit einem Exzellenzzentrum, das die höchsten Anforderungen erfüllt und regelmäßig geprüft wird, also eine sehr vertrauenswürdige Klinik ausgesucht. Ich bin mir jedoch bewusst, dass die Abdeckung in Deutschland durch diese Zentren sehr unterschiedlich ist. Informationen zu den zertifizierten Zentren erhalten Sie hier: http://www.dgav.de/zertifizierung/zertifizierte-zentren/adipositas-und-metabolische-chirurgie.html.

Die Entscheidung fällt mir schwer

Ich war nach wie vor in der Phase, in der ich Informationen sammelte und alles andere als einen Entschluss gefasst hatte. Ganz anders, als es sonst meine Art war, hatte ich tausend Bedenken.

Ich sah es als mein Versagen an, wenn ich es aus eigener Kraft nicht schaffte abzunehmen, sondern zu dem Strohhalm einer Operation greifen musste.

Veränderungen machen Angst und instinktiv suchen wir nach Gründen dafür, dass wir etwas nicht tun können. Ich hatte auch größte Zweifel, ob ich danach abnehmen würde und das neue Gewicht, sollte ich abnehmen, halten könnte. Mein Selbstbewusstsein war zu diesem Zeitpunkt gleich null. Ich war der festen Überzeugung, dass mir das Abnehmen nicht gelingen würde, selbst wenn andere abnähmen. Ich bin schließlich die größte Versagerin von allen (endlich ein sportlicher Wettbewerb, den ich gewann)! Es war typisch für mich, mich selbst klein zu machen. Adipöse haben in der Regel jedes Selbstvertrauen in ihren Körper und in ihre Gewichtskontrolle verloren. Selbst wenn wir in anderen Bereichen erfolgreich agieren, ist dieser Bereich unser blinder Fleck, in dem wir nur Versagen kennen und uns nichts zutrauen. In diesem Punkt konnten auch meine Therapien kaum helfen. Ich hatte Fortschritte in meiner Selbstwahrnehmung und in meinem Selbstvertrauen gemacht, aber nichts konnte zu diesem Zeitpunkt mein Gefühl des Versagens, der angeblich mangelnden Disziplin mindern.

Zu diesem Zeitpunkt sah ich meinen Körper als meinen größten Feind an und Ernährung war eine ständige Bedrohung. All die Niederlagen der letzten zehn Jahre hatten ihre Spuren hinterlassen.

Der Gedanke an die Operation war für mich wie ein Offenbarungseid, das Eingestehen gegenüber allen, besonders aber mir selbst, dass ich versagt hatte, dass ich nicht in der Lage war, ein »bisschen« Disziplin zu beweisen. Ein bisschen Disziplin, ha, ha, bei siebzig Kilogramm Übergewicht wohl eher eine Mammutaufgabe. Aber so dachte ich eben.

Ich gewinne einen sehr positiven Eindruck

Und dennoch: Die Informationen über die Offenbacher Exzellenzklinik und die Erfolge des operierenden Professors Weiner, eines Chirurgen von Weltruf, sowie sein Programmansatz überzeugten mich so weit, dass ich mich entschloss, einen Termin zu einem Gespräch mit ihm zu vereinbaren. (Mittlerweile ist Professor Weiner in den wohlverdienten Ruhestand getreten, fungiert aber noch, Stand 2019, als Senior Consultant). Ich bereitete mich akribisch vor und stellte eine ganze Liste mit meinen Fragen zusammen. Ich kann jedem raten, der einen solchen Termin vereinbart, sich gut vorzubereiten und Fragen aufzuschreiben.

Auch die engste Familie sollte man mit einbeziehen und eventuell Partner oder enge Vertraute mitnehmen, denn auch die haben Ängste und Bedenken und können hier Informationen aus erster Hand bekommen. Später ist die Unterstützung durch das engste Umfeld sehr wichtig und fehlt sie, kommt es nicht selten zu großen Problemen, die bis hin zu Trennungen führen können oder zum Verfehlen der gesetzten Ziele.

Als der Termin näher rückte, war ich so nervös, als ginge ich zu einer Prüfung. Zum Glück war Professor Weiner jemand, mit dem man gut reden kann, der verständlich erklärt und auch unbequeme Fragen souverän und freundlich beantwortet – ich habe ihn zum Beispiel gefragt, wie viele Patienten er bei der Operation verloren hat. Besonders sind mir seine Menschlichkeit und sein Humor in Erinnerung. Schließlich geht es auch um Vertrauen. Meine Fragen drehten sich um die verschiedenen OP-Varianten, ich favorisierte den MGB (Mini-Bypass) wegen meiner Probleme mit der Magensäure. Ich hatte über Facebook-Selbsthilfegruppen auch den Eindruck gewonnen, dass diese Patienten erfolgreicher abnahmen und das neue Gewicht auch besser halten konnten. Nicht zuletzt hatte ich von einigen Schlauchmagen-Patienten gehört, die nochmals operiert werden mussten. Diese Eindrücke, die ich gewonnen hatte, sind natürlich subjektiv und ich weiß nicht, ob sie medizinisch haltbar sind.

Ich sorgte mich, dass sich meine Verdauungsprobleme und das bereits diagnostizierte Reizdarmsyndrom durch eine solche Operation verschlimmern könnten. Doch Professor Weiner konnte mich beruhigen und heute weiß ich, dass er recht hatte. Genau das Gegenteil war der Fall: Meine Verdauung normalisierte sich, allerdings reagiere ich seit der Operation empfindlicher auf ungesunde Ernährung.

Es geht voran

Mit vielen neuen Informationen, beantworteten Fragen und dem Gefühl, dass diese Operation eine echte Option zur Lösung meiner Probleme sein könnte, fuhr ich nach Hause. Das Wichtigste, was ich mitnahm, war für mich jedoch der gute Eindruck, den ich gewonnen hatte. Jede, auch jede kritische Frage konnte mir Professor Weiner beantworten und – was für mich als Adipositaspatientin auch nicht selbstverständlich ist – ich fühlte mich ernst genommen und hatte in diesem Gespräch Vertrauen in ihn und sein Team entwickelt.

Zum Ende des Gespräches vereinbarten wir, dass er ein Gutachten für die Krankenkasse erstellt, das ich drei Wochen später auch bekam. Auch mein Therapeut befürwortete die bariatrische Operation. Einige Tage nach dem Termin bei Professor Weiner sprach ich auch mit meiner Hausärztin darüber, deren Meinung ich unheimlich schätze und die mich während meiner depressiven Episoden sehr unterstützt und mir sehr geholfen hatte. Sie sprach die Risiken an, aber auch die Erfolge, die sie in ihrer Praxis gesehen hatte.

Es ist meine Entscheidung

Insgesamt war ich mir darüber im Klaren, dass es einzig und allein meine Entscheidung sein musste. Ich musste die Verantwortung für mein Handeln übernehmen.

Das ist meines Erachtens ein sehr wichtiger Schritt, um langfristig erfolgreich zu sein. Ich mache mir viele Gedanken, aber wenn ich einen Entschluss gefasst habe, dann ziehe ich es durch. Ich weiß nicht, wie oft ich in dieser Zeit hin und her überlegt hatte. Schließlich entschloss ich mich, den Antrag bei Krankenkasse und Beihilfe zu stellen. Stimmten beide dem Antrag als medizinisch notwendig zu, dann ginge ich den Weg.

Ich bereite mich vor

Mittlerweile ging ich jeden zweiten Tag ins Fitnessstudio und stellte meine Ernährung um. Das fiel mir nicht leicht, im Gegenteil. Es war eine Quälerei, 141 Kilogramm zu bewegen, und ich war immer wieder drauf und dran aufzugeben, wenn die Schmerzen überhandnahmen. Der Schmerz war in dieser Zeit meines Lebens mein ständiger Begleiter geworden und zehn Minuten zu Fuß gehen war bereits eine Leistung für mich.

Mit der gesunden Ernährung konnte mein Darm nur schlecht umgehen. Ich hatte auch davor Gemüse und Obst gesessen, aber wenn Fleisch und Brot lockten, dann habe ich früher gerne auf die Beilagen verzichtet. Der Darm passt sich soweit wie möglich an, doch gut ging es mir davor auch nicht, schließlich hatte ich chronischen Durchfall. Doch den Darm an Vollkorn und Gemüse zu gewöhnen ist eben auch nicht einfach. Durch diese Umstellung wollte ich mir selbst beweisen, dass ich die Umstellung nach der OP schaffen kann, dass ich bereit bin. Gedanken an »Disziplinlosigkeit« und »Eingriff an einem gesunden Organ« spukten weiterhin in meinem Kopf herum. Der Entschluss war gefasst, aber die Schuldgefühle waren trotzdem da.

Ich kaufte mir das Buch zur bariatrischen Operation von Frau Dr. Heike Raab (»Gut essen rund um die Adipositas-OP«; TRIAS Verlag) und bereitete mich vor. Meine Familie war über meinen Entschluss erstaunt, aber ich ließ keinen Zweifel daran, dass ich nicht darüber diskutieren würde. Ich hatte zwischenzeitlich etwas abgenommen und trug mich kurz mit dem Gedanken, es doch noch einmal auf die konservative Art zu versuchen. Aber dann erinnerte ich mich an das Gespräch mit Professor Weiner und meine Erfahrungen in den letzten Jahren. Ich musste mir eingestehen, dass die Einschätzung von Professor Weiner einleuchtend war:

Ich war nicht mehr in der Lage, von selbst erfolgreich und dauerhaft ein gesundes Gewicht zu erreichen.

Trotzdem zweifelte ich wieder. Es ist wichtig, sich sicher zu sein und wirklich alle konservativen Möglichkeiten ausgeschöpft zu haben.

Die Beihilfe sagt zu

Die Zusage der Beihilfe kam nach nur zwei Wochen. Eine Überraschung, denn gerne unterstelle ich der Beihilfe, Schwierigkeiten zu machen. Doch sie berief sich schlicht auf die derzeit gültige »Interdisziplinäre Leitlinie der Qualität S3 zur Prävention und Therapie der Adipositas«, was hier bedeutete: BMI über 50 plus Folgeerkrankungen = genehmigt. Die Leitlinie wird unter anderem von der Deutschen Adipositas-Gesellschaft (DAG) erstellt und kontinuierlich fortgeschrieben. Meine private Krankenversicherung teilte mir mit, dass sie meinen Fall an einen Mediziner ihres Vertrauens weitergereicht habe, der beurteilen sollte, ob die vorgeschlagene Operation als »Ultima Ratio« anzusehen sein.

Ich schöpfte Hoffnung und dachte: »Okay, ich bin selbst für die Beihilfe ein hoffnungsloser Fall, was konservative Methoden anbelangt. Vielleicht stimmt die Krankenkasse auch zu.« Nichtsdestotrotz versäumte ich nicht, der Kasse die Kopie meiner Zusage durch die Beihilfe zukommen zu lassen, als Wink mit dem Zaunpfahl. Sollten sie ruhig wissen, dass die Beihilfe schon längst zugestimmt hatte, während sie noch ein Gegengutachten einholte.

In dieser Zeit entwickelte ich auch eine gewisse Besessenheit, alles perfekt machen zu wollen. Ein Verhalten, das sich einige Wochen nach der Operation noch rächen sollte. Aber in dieser Zeit half es mir, mich an meine gesteckten Ziele zu halten. Ich wollte mir selbst beweisen, dass ich bereit war für die Operation, dass ich es diesmal schaffen konnte.

Jetzt kommt es auf die Krankenkasse an

Schließlich kam erneut ein Schreiben der Krankenkasse, das ich mit zitternden Händen öffnete. Ich las zwischen den Zeilen und interpretierte das Schreiben als Zusage, doch mein Umfeld, dem ich das Schreiben zeigte, meldete Zweifel an. Wer die verschwurbelte Sprache kennt, die manchmal in solchen Briefen verwendet wird, kann verstehen, dass ich nun auch dachte: »Vielleicht will ich ja nur glauben, dass es eine Zusage ist?«

Also rief ich am nächsten Tag dort an und sprach, nachdem ich den Computer überwunden hatte, irgendwann mit einem echten Menschen. Der Sachbearbeiter versicherte mir, die Operation sei genehmigt und lachte, als ich ihm von den verschiedenen Interpretationsmöglichkeiten des Briefes erzählte. Sogar Humor haben sie bei der Krankenkasse, es besteht Hoffnung!

Ein kurzer Ausflug: Was tun, wenn eine Absage kommt?

Ich hatte das Glück, eine Zusage zu bekommen, habe mich aber auch darüber informiert, was ich im anderen Fall tun kann. Eine Absage muss immer schriftlich begründet werden und innerhalb von drei Wochen nach Eingang des Antrags auf Kostenübernahme bei der Krankenkasse erfolgen. Schicken Sie den Antrag deshalb zur Sicherheit per Einschreiben oder geben Sie ihn persönlich bei Ihrer Krankenkasse ab und lassen Sie sich den Inhalt und die Abgabe durch eine (vorgefertigte) Quittung bestätigen. Beachten Sie, dass eine Begutachtung durch den Medizinischen Dienst der Krankenkassen (MDK) von Ihnen verlangt werden kann. Dadurch verlängert sich die gesetzlich vorgeschriebene Frist auf fünf Wochen. Ist diese Frist überschritten, gilt der Antrag als genehmigt, selbst wenn Sie nach Fristablauf eine Absage erhalten.

Geben Sie nicht klein bei, sondern setzen Sie sich in jedem Fall mit dem behandelnden Adipositaszentrum in Verbindung und lassen Sie sich beraten.

Die Zentren haben Erfahrung mit solchen Problemen und können sich mit der Krankenkasse in Verbindung setzen oder Ihnen weiterhelfen. Wichtig zu beachten: Sie müssen nach Erhalt der Absage innerhalb von vier Wochen schriftlich oder mündlich Widerspruch einlegen. Diesen Widerspruch müssen Sie nicht begründen. Ich empfehle Ihnen den schriftlichen Einspruch per Einschreiben. Lassen Sie sich nicht einschüchtern! Es gibt Fälle, in denen Mitarbeiter von Krankenkassen anrufen und dazu auffordern, den Einspruch zurückzuziehen. Man will so Druck auf Sie ausüben. Lassen Sie sich nicht darauf ein.

Durch den Widerspruch entstehen Ihnen erst einmal keine Kosten und Sätze wie »Sie haben eh keine Chance« sind nicht nur unverschämt, sondern schlicht falsch. Ganz im Gegenteil: Die Krankenkasse ist dazu verpflichtet, Sie über Ihr Recht, Widerspruch einzulegen, zu informieren. Falls notwendig, schalten Sie einen Anwalt ein.

Jetzt brechen bei mir alle Dämme

Nach den Zusagen von Beihilfe und Krankenkasse fiel von mir ein unglaublicher Druck ab und es setzte eine Euphorie ein. Ich hatte nach Jahren des Scheiterns zum ersten Mal wieder Hoffnung auf eine positive Veränderung, was mein Gewicht und meine Gesundheit anging.

Ich informierte meine Familie, die es mit gemischten Gefühlen aufnahm und meine Freunde, die den Entschluss respektierten. Ich strahlte viel Entschlossenheit aus und ließ wenig Diskussion zu. Einerseits, weil mir klar war, dass ich am Ende meiner Optionen angekommen war, andererseits, weil ich den eigenen Ängsten und Bedenken nicht zusätzliche Nahrung geben wollte. Und diese Bedenken und Ängste begleiteten mich in unterschiedlicher Intensität auch weiterhin. Auch wenn man einen Entschluss gefasst hat, gehören Zweifel dazu. Eine euphorische Stimmung hält nicht lange an!

Wie wird man bei der Arbeit reagieren?

Jetzt musste ich noch Kollegen und Vorgesetzte bei der Arbeit informieren. Auch mit meinen psychischen Problemen bin ich in meinem Arbeitsumfeld offen umgegangen. Ich wollte nicht mit falschen Tatsachen zu Tratsch beitragen. Das wäre mir auch kaum gelungen, denn ich bin eine schlechte Lügnerin, habe kein Pokerface und auch in Situationen, in denen ich es mal schaffe, meine Klappe zu halten, kann man mir alles am Gesicht ablesen.

Als Erstes informierte ich natürlich meine Vorgesetzte, schließlich war mit einer längeren Ausfallzeit zu rechnen. Sie nahm es sehr positiv auf und gratulierte mir zu meinem Mut. Ich hatte mir, typisch für mich, die schlimmsten Kommentare ausgemalt und war baff. Bis heute bekomme ich im Büro nur positives Feedback. Das liegt nicht daran, dass ich grundsätzlich Schlechtes von meinen Vorgesetzten oder Kolleginnen erwartete. Vielmehr hatte ich in diversen Gruppen im Internet von ätzenden Kommentaren durch Vorgesetzte und Kollegen gelesen und ich war die erste und bisher Einzige in der Bibliothek, die diesen Weg gegangen war. Es war unbekanntes Terrain und ich hatte einfach Angst vor Ablehnung und Kritik, auch weil ich selbst diese Ängste hatte und immer noch nicht meinen Frieden mit meiner Entscheidung gemacht hatte. Das sollte noch viele Monate so gehen.

Es erstaunt mich immer wieder, dass wir von der Vernunft her etwas wissen, zum Beispiel, dass Adipositas eine Krankheit ist. Trotzdem trifft uns ungerechtfertigte Kritik wie »Du musst einfach diszipliniert sein« auch deshalb so hart, weil wir die böse Stimme im Hinterkopf haben, die uns auch zweifeln lässt. Und haben wir nicht selbst jahrelang dasselbe gedacht? Eine Mitpatientin hat einmal gesagt: »Ich will doch nur als Mensch wahrgenommen und behandelt werden, nicht als Monster.« Ein Kampf, der nach wie vor nicht gewonnen ist, ja, den sogar Betroffene manchmal mit sich selbst noch ausfechten müssen. Wir sind zuerst Menschen, dann Patienten. Viele chronisch Kranke kennen dieses Problem.

Es geht an die Vorbereitung

Als Nächstes rief ich in der Klinik an und bekam einen Operationstermin im August 2016. Außerdem schickte man mir Unterlagen zur Vorbereitung. Darunter waren auch Anweisungen für eine zweiwöchige Flüssigphase, die bis zum Termin der OP durchgeführt werden muss. Es geht dabei darum, besonders das Fett, das die Organe ummantelt, etwas abzubauen, damit während der Operation, die laparoskopisch durchgeführt wird, genug Platz im Bauchraum ist.

Ich hatte mich für den Mini-Magenbypass entschieden und wusste, dass dieser Eingriff an Verwachsungen im Bauch (dort hatte ich bereits zwei Eingriffe gehabt, als Blinddarm und Gallenblase entfernt wurden), aber auch an zu wenig Platz im Bauchraum scheitern konnte. Deshalb konnte es passieren, dass Patienten, die nur einer Operationsmethode zustimmten, nur mit ein paar Narben mehr aufwachten, ohne dass etwas gemacht werden konnte. Der Chirurg kann – trotz intensiver Untersuchungen vor dem Eingriff – erst dann feststellen, welche Methode möglich ist, wenn er mit den Instrumenten während der Operation in den Bauchraum schaut. Aus diesem Grund wurde ich gebeten, mehreren Methoden zuzustimmen, was ich auch tat.

Vorbereitung und Operation

Es wurde ernst. Zwei Wochen vor der Operation fing die Flüssigphase an. Mir waren nur Shakes ohne zugesetzten Zucker und pürierte Gemüsesuppen erlaubt. Das war verdammt hart. Nicht mehr als zwei Teller Suppe, für einen normalen Menschen eine gute Mahlzeit, für eine Adipöse mit vergrößertem Magen eine Umstellung und oft mit knurrendem Magen verbunden. Ich tigerte immer wieder um den Kühlschrank herum und kämpfte mit Hunger und Heißhunger. Natürlich war ich super motiviert und schwach zu werden war keine Option, nur mein Unterbewusstsein machte mir sehr zu schaffen. Ich träumte nachts so intensiv von Essen, dass ich mir an manchem Morgen in Erinnerung rufen musste, dass es nur ein Traum war.

Tue ich wirklich das Richtige?

Gleichzeitig kreisten meine Gedanken ständig um die bevorstehende Operation. Tue ich das Richtige, schade ich mir vielleicht langfristig selbst? Immer wieder dachte ich über die Alternative nach. Mit konservativen Abnehmmethoden war ich über Jahrzehnte gescheitert, und doch … Hoffnung kann auch ein Biest sein. Die zehn Kilogramm, die ich in der Zeit seit meiner Ernährungsumstellung bis zu Beginn der Flüssigphase abgenommen hatte, ließen mich immer wieder an meiner Entscheidung zweifeln.

Hinzu kamen meine Erkrankungen der letzten zehn Jahre. Ich traute meinem Körper nicht und fürchtete das Schlimmste.

Mein Körper war in meiner Wahrnehmung ein Feind, den es zu besiegen, auszutricksen galt und der mich immer wieder in meine Schranken gewiesen hatte.

Ich hatte Sorge, dass sich die Verdauungsprobleme durch die Operation verschlimmern könnten, und hatte noch nicht akzeptiert, dass ich meinen Körper auf Dauer nicht erfolgreich bekämpfen kann. Später lernte ich, auf meinen Körper zu hören und mich und meinen Körper zu lieben.

Diese vierzehn Tage waren eine schwierige Phase in meinem Leben. Das Gedankenkarussell drehte sich ohne Unterlass, mal war ich zuversichtlich und mir darüber im Klaren, dass dies wirklich meine letzte Chance war, das Ruder rumzureißen und vielleicht meine Rente noch zu erleben. Mal war ich wieder das verängstigte Kind, das von seinen Verwandten immer erzählt bekam, was alles Schlimmes passiert, wenn man Risiken eingeht. Je näher der Termin rückte, umso ängstlicher und unsicherer wurde ich. Jetzt meldeten sich auch Angstzustände und Panikattacken wieder, ich schlief schlecht. Da ich gelernt hatte, die Zeichen zu erkennen, ging ich zu meiner Hausärztin. Ich besprach meine Bedenken mir ihr und sie schrieb mich wenige Tage vor der Operation krank.

Gestärkt durch dieses Gespräch und auch, weil mir klar geworden war, dass mir die Alternativen ausgegangen waren, beschloss ich, diesen Weg weiter zu gehen. Ich hatte bereits Tage vorher angefangen, meinen Koffer zu packen, hauptsächlich mit Dingen, die meinen Aufenthalt einigermaßen angenehm gestalten würden, in erster Linie bequeme Kleidung und Toilettenartikel. Es macht übrigens Sinn, großzügig zu packen, denn es kann immer mal Flecken z. B. durch das Desinfektionsmittel geben, das im Operationssaal sehr großzügig aufgetragen wird.

In der Klinik

Einen Tag vor meinem OP-Termin machte ich mich auf den Weg in die Klinik in Offenbach. Ich musste mich anmelden, Papiere abgeben und Unmengen von Formularen ausfüllen und unterschreiben. Es ist nahezu unmöglich, den Überblick zu bewahren, alles durchzulesen, zu verstehen und sich über die weitreichenden Konsequenzen im Klaren zu sein. Ich scherzte, dass ich nach meiner Rückkehr bestimmt zehn Waschmaschinen geliefert bekäme – wer weiß, für was ich alles unterschrieben hatte. Zum Glück gab es keine Gerätelieferungen, aber wenn ich nervös bin und eine Situation mir über den Kopf wächst, dann begegne ich ihr mit Humor. Das entspannt mich etwas und ich kann besser damit umgehen.

Nachdem der Papierkrieg erledigt war, wurde ich nach einer Wartezeit vermessen, gewogen, es wurde Blut abgenommen, ein Abstrich gemacht, bei dem man auf gefährliche Erreger getestet wird, und ein Zugang gelegt. Blutentnahme und Zuganganlegen waren katastrophal, weder davor noch danach hatte ich je wieder solche Probleme. Es war unglaublich schwierig und die Versuche zogen sich über mehrere Stunden hin. Dazwischen hatte ich unter anderem die Aufklärungsgespräche zur Magenspiegelung, zur eigentlichen Operation und zur Anästhesie. Nach der Aufnahme auf der Station konnte man schließlich einen behelfsmäßigen Zugang legen, der jedoch für die Hauptoperation nicht ausreichend war. Vermutlich, so informierte man mich, müsse während der Operation ein Zentraler Venenkatheter (ZVK) gelegt werden. Am Ende des ersten Tages waren beide Arme und Hände völlig zerstochen. Ich sah es als schlechtes Zeichen, schließlich hatte ich bis dahin noch keinen Aufenthalt mit Behandlung in der Klinik gehabt, nur Gespräche und ich dachte mir, wenn die es schon nicht hinkriegen, einen Zugang zu legen … Natürlich ist das Unsinn, das Krankenhaus hat eine hervorragende Qualität, ich hatte einfach einen miesen Tag erwischt, an dem meine Venen einfach nicht wollten, wie ich will. Es erstaunt mich auch, dass ich es als schlechtes Zeichen sah, denn weder bin ich Horoskop-Leserin, noch glaube ich an Schicksal oder ähnliches. Merkwürdig, wie man in einer Ausnahmesituation zum abergläubigen Hascherl mutiert.

Ich gebe für alle Methoden meine Zustimmung

Da erst während der Operation endgültig entschieden werden konnte, welche Methode die passende ist, hatte ich nicht nur für den Mini-Magenbypass, sondern auch für den Roux-Y-Magenbypass und den Schlauchmagen meine Zustimmung gegeben. Die Aussicht auf den ZK, den zentralen Venenkatheter, und die irrationale Angst, den Schlauchmagen zu erhalten, trieben mich in dieser Phase um.

Alle Methoden haben Vor- und Nachteile und jeder, der vor der Entscheidung steht, sollte sich genau überlegen, welche er bevorzugt.

Ein Vertrauensverhältnis zum Chirurgen ist wichtig, denn die eigene medizinische Vorgeschichte spielt hier eine wichtige Rolle und der Rat des Chirurgen sollte ein zentraler Fakt in der eigenen Entscheidungsfindung sein. Die ZVK stellte sich letztlich für mich als eine Person mit schlechten Venen als sehr vorteilhaft heraus. Trotzdem war mir die Vorstellung einfach unheimlich, so ein Teil am Hals zu haben. Dazu kommt, dass der Katheter vom Pflegepersonal gut gepflegt wird muss, was in einem hektischen Umfeld wie einer Krankenhausstation mit knappen Personalressourcen nicht immer gegeben ist. Trotz dieser Bedenken kann ich nur jedem, der schlechte Venen hat, dazu raten und würde es jederzeit wieder tun. Man hat nach der Operation schon genug Schmerzen und Probleme, wenigstens die Blutentnahme und Infusionen funktionieren durch den Katheter wunderbar.

Noch ein Rat: Treten Sie gegenüber Krankenschwestern, aber auch Ärzten, als Patientin oder Patient selbstbewusst und mit klaren Ansagen auf. Ist man zum Beispiel mit der Pflege des ZVK nicht zufrieden, dann sollte man das äußern und Änderungen einfordern. Wir sind nicht auf der Welt, um es anderen recht zu machen oder nett zu sein. Am besten ist eine freundlich und sachlich vorgetragene Bitte und wenn das nicht hilft, eine deutlich formulierte Forderung. Das ist immer besser, als im Stillen zu leiden. Es geht um Ihr Wohlbefinden und Ihre Gesundheit!

Kurz vor der OP

Schließlich kam ich auf das Zimmer. Ich teilte es mir mit einer Patientin, die ebenfalls am nächsten Tag operiert werden sollte. Wir erzählten uns, wie wir zu der Operation gekommen waren, und merkten schnell, dass es einige Parallelen in unserem Leben gab. Wir beide erfuhren später am Abend, dass wir zu den ersten gehörten, die am nächsten Tag operiert werden sollten. Ich war sehr erleichtert, weil ich mir nicht vorstellen konnte, über Stunden auf Abruf im Zimmer zu verbringen. Wir bekamen Kompressionsstrümpfe und OP-Hemdchen gebracht und sollten um sieben Uhr zur Abholung fertig sein. In dieser Klinik starten die Operationen in der Regel gegen acht Uhr, aber die Vorbereitung der Patienten nimmt Zeit in Anspruch und so kann es sein, dass man bereits um sieben Uhr Richtung OP-Bereich geschoben wird. Handy und Brille musste ich auf Station lassen.

Nach der Operation sollte ich 24 Stunden auf der Intensivstation verbringen und könnte in dieser Zeit auch keine Besuche erhalten. Angehörige dürften aber das Stationszimmer anrufen und bekämen dort Auskunft, wie es mir ginge. Das teilte ich meiner Tante Doris, die ich als Kontakt angegeben hatte, mit. Sie hatte mir zwar angeboten, nach Offenbach zu kommen, aber da sie selbst mit Familie und Beruf sehr eingespannt war und noch dazu in Wien lebte, hatte ich es ihr ausgeredet. Das war mir ganz lieb, denn obwohl wir eine sehr gutes Verhältnis zueinander haben, wollte ich die Phase der Operation lieber ganz alleine bewältigen. Es müssen sich wohl ein paar Erbanlagen eines Einsiedlerkrebses in meine DNA geschlichen haben, denn in solchen Situationen, in denen andere gerne ihre Lieben um sich versammeln, bin ich am liebsten allein.

Der Tag der OP

Es war eine unruhige Nacht, meine Zimmernachbarin und ich schliefen beide sehr schlecht. Wir hatten vereinbart, früh aufzustehen, damit wir noch duschen konnten. Schließlich wussten wir nicht, wann es nach der Operation wieder möglich sein würde, und bei sommerlichen Temperaturen und dem Gewicht, das ich mit mir herumschleppte, war ich schnell verschwitzt.

Ich war vor dem Weckerklingeln wach und hatte einen Knoten im Magen. Meine Zimmernachbarin hatte in der Nacht ganze Regenwälder mit ihrem Schnarchen niedergemacht und da ich selbst schnarche, ergänzten wir uns in der Zeit wunderbar. Ich war unglaublich nervös und ängstlich. Auch die Ablenkung durch Duschen, Umziehen und der Kampf mit den Kompressionsstrümpfen, die furchtbar eng und unbequem waren, konnte daran nichts ändern. Wir bekamen ein Medikament zur Beruhigung der Nerven angeboten, das ich zwar nahm, das in meiner Erinnerung aber nicht viel zu meiner Beruhigung beitrug. Schließlich wurde ich abgeholt.

Wir hatten uns alles Gute gewünscht und ich erinnere mich, dass ich, obwohl ich ohne Brille nur schlecht sah, auf dem Weg in den Operationssaal ständig nach den grün beleuchteten Notausgangschildern Ausschau hielt.

Meine Gedanken purzelten durcheinander und ich überlegte ernsthaft, aus dem Bett zu springen und halb nackt mit dem hinten offenen OP-Hemdchen die Flucht zu ergreifen.

Schließlich kamen wir im Operationssaal an und ich hatte das Glück, einen unheimlich netten Anästhesisten an meiner Seite vorzufinden. Er sprach beruhigend mit mir, informierte mich über jeden Schritt und ich fühlte mich trotz meiner Wahnsinnsangst gut aufgehoben.

Ich habe es hinter mir

Als ich aufwachte, lag ich erst einmal in einem Zwischenbereich, bevor man mich auf die Intensivstation fuhr. Zuerst fühlte es alles recht normal an. Es war, als hätte man einen Boxkampf über zwölf Runden hinter sich, kann sich aber an nichts erinnern. Ich erfuhr, dass die Operation erfolgreich, wenn auch aufgrund zahlreicher Verwachsungen durch die beiden vorangegangen OPs an Blinddarm und Gallenblase im Bauch schwierig war. Trotzdem war es Professor Weiner gelungen, einen Mini-Magenbypass zu legen, wie ich es mir gewünscht hatte. Ich war sehr erleichtert, denn meine Angst, einen Schlauchmagen zu erhalten, war zu diesem Zeitpunkt wirklich irrational.

Ab und zu kam jemand vorbei, checkte meine Werte und sprach mit mir, wobei ich immer wieder einschlief. Mit wem ich sprach, was ich sagte, daran habe ich kaum Erinnerungen und da ich auch meine Brille nicht aufhatte, erkannte ich sowieso niemanden. Das führte in den Tagen danach immer wieder zu heiteren bis peinlichen Momenten, wenn Ärzte oder Schwestern ins Zimmer kamen, die auf mich einredeten, bis ich erst einmal fragte, ob sie mir sagten könnten, wer sie seinen und wovon sie redeten. Als sich ein Oberarzt bei der nächsten Visite aus Scherz nicht verkneifen konnte, sich erneut vorzustellen, lachten wir beide herzlich, während die anderen Teilnehmer der Visite nicht so recht wussten, was hier nun so lustig war.

Die Bauchschmerzen werden stärker

Doch vorher musste ich erst einmal die vierundzwanzig Stunden auf der Intensivstation überstehen. Erfreulicherweise legte man mich mit meiner Zimmergenossin, die ihre Operation ebenfalls überstanden hatte, auf ein Zimmer. Ich hatte starke Rückenschmerzen, was normal ist, aber über die Stunden wurden auch meine Bauchschmerzen immer stärker, was leider nicht normal ist. Am Anfang dachten meine Zimmergenossin und ich noch, ich sei einfach schmerzempfindlicher als sie. Schließlich reagiert jeder anders auf Schmerzen und ich bin ein Hascherl und halte Schmerzen immer ganz schlecht aus. Hinzu kam, dass irgendetwas mit der Schmerzpumpe, die ich selbstständig bei Bedarf bedienen durfte, nicht stimmte, und erst als ein Techniker, der gerufen wurde, sie wieder in Gang brachte, konnte ich mir das Schmerzmittel selbst dosieren.

Trotz der starken Schmerzen beruhigte mich das zunächst, denn es erklärte meine starken Schmerzen und warum es meiner Zimmergenossin so viel besser ging als mir. Zwischenzeitlich war ich durch die Anstrengung klatschnass geschwitzt und am Ende meiner Kräfte.

Der Zeitpunkt rückte näher, zu dem wir zurück in unser reguläres Zimmer geschoben werden sollten. Natürlich wurde immer wieder nach mir gesehen. Was ich nicht ahnte, war, dass sich meine Blutwerte verschlechtert hatten. Bevor man mich damit beunruhigte, wollte man erst beobachten, wie sich die Situation entwickelt, auch – so war später mein Eindruck, um das Problem besser eingrenzen zu können. Vermutlich hatte man auch gehofft, dass sich eine Besserung einstellt, denn niemand operiert leichtfertig ein zweites Mal.

Doch als sich eine weitere Verschlechterung abzeichnete, kam die Oberärztin zu mir und informierte mich darüber, dass meine Entzündungswerte zu hoch seien.

Mein Zustand sei bedenklich und sie müssten »reinsehen«, um beurteilen zu können, was genau los sei.

In diesem Augenblick brachen bei mir alle Dämme, ich brach in Tränen aus und redete nur noch zwischen Schluchzern mit Ärzten und Pflegepersonal. Es war so ernst, dass die Oberärztin mit mir im Bett Richtung Operationssaal rannte. Sie versuchte zwar, mich mit einem Scherz zu beruhigen, aber dass diese Situation kritisch war, war offensichtlich – es bestand Lebensgefahr. Sie hatte auf dem Weg schon meine Tante angerufen. Ich schluchzte ins Telefon, dass sie doch bitte für meine beiden Kater ein gutes Zuhause finden und sie nicht ins Tierheim geben sollte, falls ich nicht wieder aufwachte. Sie versprach mir, die Kater bei sich aufzunehmen, sollte mir etwas passieren. Das beruhigte mich ein wenig, denn ich machte mir weniger um mein Leben Sorgen, als darum, dass meine Kater im Tierheim enden könnten.

Wieder unters Messer!

Im Operationssaal herrschte Hektik, doch wie immer war der zuständige Anästhesist mein Fels in der Brandung. Absurderweise musste ich in dieser Situation noch im OP etwas unterschreiben – was ich halb blind ohne Brille und mit einem Tränenschleier in den Augen – auch tat.

Als ich wieder aufwachte, war ich erst einmal sehr erleichtert. Wenn Lebensgefahr bestand, ist es ja schon mal erfreulich, die Augen wieder aufmachen.

Ebenso erfreut stellte ich fest, dass ich keine großen Wunde hatte, denn die Oberärztin hatte mich noch im Operationssaal gewarnt, dass sie eventuell nicht nach der minimalinvasiven Methode operieren könne. Es könne unter Umständen ein großer Schnitt notwendig sein, was natürlich einen längeren Heilungsprozess nach sich ziehen werde. Ich hatte Glück im Unglück, das Problem war schnell gefunden worden und sie hatte zur Sicherheit auch einen Teil des Darms genau untersucht. Ich kann Ihnen nicht sagen, wie schräg es sich anhört zu erfahren, dass ein Teil meines Darms aus meinem Körper geholt, durchgespült und auf weitere Löcher untersucht wurde. Besonders die Schilderung, dass der Darm ständig in Bewegung ist und damit die Untersuchung zusätzlich erschwert ist, ist mir dabei in Erinnerung geblieben. Auch der Hinweis, der Darm sei eben kein Gartenschlauch, sondern ein poröses Gebilde, lässt mich auch heute noch schmunzeln. Und ja, genau so fühlte ich mich auch: Wie jemand, dessen Innereien man rausgeholt, durcharbeitet und wieder eingepackt hatte. Natürlich bin ich unendlich dankbar, dass so schnell bemerkt wurde, dass etwas nicht stimmte, und die Oberärztin, eine begnadete Chirurgin, das Problem schnell fand und beheben konnte: Ich hatte wegen eines kleinen Lochs an der Naht im Darm eine Bauchfellentzündung entwickelt.

Die zweite OP verläuft gut, doch dann wieder Komplikationen

Doch ich war erschüttert und bereute nach der zweiten Operation meinen Entschluss, mich operieren zu lassen, erst einmal. Ich fühlte mich einfach furchtbar und musste wegen der Bauchfellentzündung ein Antibiotikum nehmen. Im Hinterkopf war da immer noch die Angst, die Entzündungswerte im Blut könnten sich nicht bessern oder gar verschlechtern.

Meine Arme sahen durch die ganzen Fehlversuche beim Legen des Zugangs grün, blau und gelb aus, ich war eigenartig gerötet und bekam schlecht Luft. Wer wie ich Asthma hat, der weiß, wie unwohl man sich mit Atemnot fühlt. Mehrere Ärzte und Schwestern standen um mich herum und debattierten über meine Atemnot und die schlechte Sauerstoffsättigung. Ich stand kurz davor, in Panik zu geraten und die Ansammlung von durcheinanderredenden Menschen an meinem Bett verstärkte das Gefühl, keine Luft zu bekommen noch.

Zum Glück entdeckte einer der Ärzte, dass es sich um eine allergische Reaktion handeln musste. Plötzlich wurde mir klar, dass sich meine leichte Allergie gegen Klebstoffe, die ich bereits hatte, verstärkt haben musste. Meine Arme waren durch die zahlreichen Fehlversuche beim Legen des Zugangs stark verpflastert und diese Pflaster hatten zu der heftigen Reaktion geführt. Jetzt wurden alle Pflaster durch spezielle Pflaster ersetzt, meine Arme wurden mit Salbe versorgt und umwickelt. Ich sah aus wie eine Mumie.

Das nächste Problem war mein Kreislauf. Wer zweimal innerhalb von zweiundzwanzig Stunden operiert wird, der muss es erstmal schaffen, wieder in die aufrechte Position zu kommen. Irgendwann gelang es mir und ich begann, auf dem Flur auf und ab zu laufen. Wobei laufen optimistisch formuliert ist: Ich schlich im Schneckentempo. Doch Laufen ist wichtig, denn die Gase, die für die Operation in den Bauchraum gepumpt werden, machen jedem nach der Operation zu schaffen und können nur durch Bewegung wieder entweichen. Ich fühlte mich wie das Michelinmännchen und schleppte durch Gas- und Wassereinlagerung erst einmal ein paar Kilo mehr mit mir rum. So schlapp man sich auch fühlen mag, der erste Gang ist in der Regel der zur Waage – natürlich völliger Unsinn, aber so ist es halt.

Gefühlt war meine Kondition wieder bei null. Ich schleppte mich durch die Gänge und war nach ein paar Metern völlig abgekämpft.

Natürlich ist das normal, besonders nach zwei Eingriffen kurz hintereinander, aber Geduld ist in solchen Situationen nicht meine Stärke. Meine Zimmergenossin erholte sich deutlich schneller als ich. Sie hopste tatsächlich schon im Bett herum, als ich schon froh war, den aufrechten Gang wieder zu beherrschen, und wurde auch einige Tage früher entlassen als ich.

Ich bin einfach ein Pechvögelchen

Meine Familie war ziemlich geschockt. Kommentare wie »Die Wahrscheinlichkeit für Komplikationen liegt bei 0,8 Prozent, aber du musstest natürlich wieder ›hier‹ rufen« konnten sie sich nicht verkneifen. Ja, wir haben in unserer Familie einen schrägen Humor und ja, ich bin ein Pechvögelchen. Mittlerweile ist auch meine Hausärztin äußerst vorsichtig, wenn sie mir ein neues Medikament verschreibt. Es kam schon mehrmals vor, dass ich auf Behandlungen entweder untypisch reagierte oder schlicht die Nebenwirkungen bei mir in keinem Verhältnis zu dem standen, was eigentlich erreicht werden sollte. Früher sagte sie gern: »Das ist gut verträglich und sollte keine Probleme machen«, heute nur noch: »Schauen wir mal, wie Sie es vertragen.«

Während des Krankenhausaufenthalts und auch danach ist Pupsen dein Freund. Das Gas muss raus und später merkte ich sehr schnell, dass mein Darm jetzt auf alles, was ihm nicht passte – und das ist die ersten Monate nach der Operation eine ganze Menge – mit Gasentwicklung reagiert. Der Geruch ist infernalisch. Ich wusste nicht, wie schlecht Gase riechen können, bevor ich operiert wurde. Auch ist mir selbst das Pupsen auf der Toilette im Büro sehr unangenehm, denn der Geruch ist immer noch unglaublich.

Jetzt geht es endlich bergauf

Zum Glück konnten die Verbände an den Armen abgenommen werden, und nachdem die Ursache für meine Atemwegsprobleme auch weg war, ging es mir schnell wieder besser. Von diesem Zeitpunkt an bemerkte ich jeden Tag eine Verbesserung. Einzig mit dem Katheter konnte ich mich nicht so recht anfreunden, aber immerhin wusste ich ja, dass das nur ein vorübergehender Zustand war.

In der Klinik gab es einen Gemeinschaftsraum, in dem alle gemeinsam essen und in dem auch die Ernährungsschulung für die Zeit nach der Operation stattfindet. Das ist einerseits ein wunderbares Angebot, denn man trifft sich nicht nur zum Essen, sondern es werden auch Kontakte geknüpft und Erfahrungen ausgetauscht. Der kleine Nachteil kann aber sein, dass man, ob man kurz vor der Operation steht oder sie gerade hinter sich hat, schnell daran erinnert wird, warum man im Krankenhaus ist. Ein Exzellenzzentrum kümmert sich nun mal um Patienten, denen in anderen Krankenhäusern nicht mehr geholfen werden kann, und wer wie ich gerade eine Notoperation überstanden hatte, den können die teilweise schlimmen Schilderungen anderer Patienten in Panik versetzen. Zu diesem Zeitpunkt bereute ich die Operation und hatte große Angst, mich zu einem der Sorgenkinder der Abteilung zu entwickeln, denen es trotz mehrfacher Eingriffe nicht besser ging.

Dabei blendete ich völlig aus, dass jeder ein Leben vor der Operation hat und ich hier nur die Menschen mit schlimmen Krankengeschichten erlebte. Das hieß aber noch lange nicht, dass es mir ebenso ergehen würde. Doch eine Beobachtung habe ich als Laie gemacht: Ein Sorgenkind bleibt häufig ein Sorgenkind. Hinzu kommt, dass es kaum Standards in dem Bereich gibt bzw. sie erst eingeführt wurden. Viele heute Langzeitoperierte (mindestens zwei Jahre sind seit der Operation vergangen) bekamen nicht die Informationen, wie ich sie zum Beispiel erhalten habe.

Deutschland hat Nachholbedarf

Die Klinik in Offenbach orientiert sich an den Richtlinien, die in den USA (S. 198) gelten. Ein für mich nachvollziehbarer Grund dafür ist die sehr viel größere Anzahl von Operationen in den USA und die Tatsache, dass es dort Standards gibt, die einzuhalten sind. In Deutschland gibt es lediglich die »S 3-Leitlinie: Chirurgie der Adipositas und metabolischer Erkrankungen«.

Warum Deutschland in diesem Bereich, auch verglichen mit anderen europäischen Ländern, immer noch Entwicklungsland ist, kann ich nicht beurteilen. Was mir jedoch immer wieder auffällt, ist der uneinheitliche, ungeregelte Umgang: Anträge für eine Operation werden trotz der Leitlinie von den Krankenkassen sehr unterschiedlich gehandhabt, oft sogar abhängig vom Sachbearbeiter. Auch der medizinische Dienst der Krankenkassen, der klare Vorgaben hat, handelt nicht immer danach. Oft genügt ein skeptischer Arzt und der Antrag wird von der Krankenkasse abgelehnt. Ich befasse mich seit Jahren sehr intensiv mit dem Thema und nehme hier immer wieder Ungerechtigkeiten wahr. Bei Ablehnungen kann ich als Laie die Begründungen nicht immer nachvollziehen.

Ich muss eine neue Ernährungsweise lernen

Während meines Aufenthalts musste ich an der Schulung zur Ernährung nach der Operation teilnehmen. Diese ist ungeheuer wichtig, deshalb wird man ohne die Schulung nicht entlassen. Man erhält Unterlagen und ist gut vorbereitet auf die Zeit danach. Die Schulung ist in einem Adipositaszentrum Standard, während sie in einem Krankenhaus, in dem eine solche Operation nur eine von vielen chirurgischen Eingriffen ist, sehr viel schwerer durchzuführen ist. Ein weiterer Vorteil, der für die OP in einem spezialisierten Zentrum spricht.

Die neue Ernährungsweise, die man für den Rest des Lebens befolgen muss, hört sich in der Theorie sehr einfach an: Viel Eiweiß essen und die erforderlichen Vitamine täglich als Supplemente einnehmen, denn durch das wesentlich geringere Magenvolumen und die geringe Kalorienaufnahme werden viele Nährstoffe nicht mehr in ausrechender Menge aufgenommen. Trinken muss man über den Tag konstant in kleinen Schlucken, größere Mengen auf einmal zu trinken ist nicht mehr möglich. In den ersten vier Wochen nach der Operation darf man nur flüssige Nahrung zu sich nehmen, also Shakes und gut pürierte Gemüsesuppen. Es muss vom Löffel tropfen wie flüssiger Joghurt.

»Adipositas ist eine chronische Krankheit«, dieser Satz ist mir besonders in Erinnerung geblieben.

Einerseits haderte ich immer noch mit mir, es nicht geschafft zu haben, ohne OP dauerhaft abzunehmen, und sah meine Disziplinlosigkeit als Hauptursache für meine Adipositas. Die Aussage dieses Satzes macht mir aber klar, dass Adipositas eine chronische Erkrankung ist, mit der ich mich lebenslang auseinandersetzen muss und ich auch mit Normalgewicht noch immer die chronische Krankheit Adipositas habe.

Ich darf nach Hause

Als meine Entzündungswerte im Blut besser wurden, durfte ich nach einer Woche Krankenhausaufenthalt endlich nach Hause. Zusätzlich hatte ich wieder Stuhlgang, hatte es geschafft, einen Liter Wasser pro Tag zu trinken, konnte regelmäßig essen und hatte an der Ernährungsschulung teilgenommen. All das waren zu diesem Zeitpunkt die notwendigen Voraussetzungen für meine Entlassung.

Als ich mich verabschiedete, hüpfte ich mental wie ein Flummi durch die Station. Tatsächlich schleppte ich mich Richtung Ausgang. Bei meiner Entlassung wog ich 130 Kilogramm.

Kapitel 3
Wie es danach weiterging

Das Ergebnis der OP war trotz der Komplikationen gut. Nun war ich auf mich selbst gestellt und musste lernen, mit den neuen Bedingungen zu leben. Doch von dem, was ich in der Klinik in der Theorie gelernt hatte, war ich anfangs überfordert, denn ich musste mein gesamtes Leben umstellen. Anfangs wurde ich mit einer rasanten Gewichtsabnahme belohnt, doch es gab auch Rückschläge, die ich zu meistern hatte.

Die ersten sechs Monate – Anlaufschwierigkeiten

Als ich nach Hause kam, war ich erst einmal völlig erschöpft und schlief einige Stunden. Es ist schockierend, wie einem eine Operation alle Kraft entzieht und der Körper kämpft, um sich zu heilen. Für mich war schon immer Schlaf das beste Mittel, mit einer solchen Situation umzugehen.

Am nächsten Tag stand mir ein Marathon bevor: Ich musste zum Arzt, in die Apotheke, in den Supermarkt. Ständig schaute ich mich nach einer Sitzgelegenheit um, weil ich nach ein paar Metern Gehen völlig erschöpft war – ich erkannte mich selbst nicht wieder. Und ich hatte Schmerzen: Mal zwickte es im Oberbauch, mal machte die Verdauung Schwierigkeiten. Dabei war ich mir immer unsicher, ob das nach der OP normal ist. Man befindet sich in einem Ausnahmezustand! Beim Entlassungsgespräch hatte ich den Assistenzarzt mit Fragen gelöchert, doch nichts bereitete mich auf den Ernstfall vor. Ich war durch die Not-OP auch traumatisiert und überängstlich. Mein Gefühl war, ich könne meinem Körper nicht trauen, er hatte mich ja in den letzten Jahren auch zu oft im Stich gelassen. Gleichzeitig war ich auch entschlossen, alles richtig und perfekt zu machen. Man könnte sagen, ich war übermotiviert. Das sollte sich noch rächen.

Meine Ernährung gestaltet sich schwierig

Die Ernährungsberaterin in der Klinik hatte uns darauf hinwiesen, dass wir auch Kohlenhydrate essen sollten. Doch ich aß zu Beginn zwei bis drei Teelöffel Quark und war satt. Wie sollte ich auf die Menge an Eiweiß kommen, bei mir sollten es mindestens 60 Gramm sein, und dazu noch Kohlenhydrate essen? Die Ernährungsberaterin hatte uns Proteinpulver ans Herz gelegt, besonders für die erste Zeit sehr wichtig, da wir einfach zu wenig aßen, um uns ausreichend mit Protein zu versorgen.

Pulvernahrung fand ich schon vor der OP ekelhaft, besonders die mit künstlichen Aromen, Farbstoffen und so weiter angereicherten Shakes waren mir ein Dorn im Auge. Ich esse auch keine Tütensuppen und sonstiges künstliches Zeug, da sollte ich nun dieses Pulver nehmen? Zum Glück war auch die Ernährungsberaterin kein Fan von Zusatzstoffen und E-Nummern und empfahl uns ein neutrales Pulver. Wichtig war die Wertigkeit, das hatte sie in der Schulung besonders betont. Das Pulver sollte mindestens 80 Prozent Eiweiß enthalten und eine besonders gute Zusammenstellung an essenziellen (heute sagt man auch unentbehrlichen) Aminosäuren haben, das sind die Eiweißbausteine, die der Körper nicht selbst herstellen kann. Stoffe zur Sättigung sollten auf keinen Fall zugesetzt werden, denn die sind für uns nicht geeignet. Viele normale gute Pulver enthalten zum Beispiel Flohsamen, die im Magen quellen und satt machen sollen.

Ich hatte mich bereits vor der OP informiert und im Internet ein neutrales Pulver bestellt. Das rührte ich nun brav überall mit ein. Dieses hitzebeständige und leicht lösliche neutrale Pulver verwende ich noch heute gerne. Es flockt auch bei warmen Speisen nicht aus. Zum Backen verwende ich heute Backprotein, das bessere Backeigenschaften als normales Proteinpulver hat. Gebackenes wird mit Proteinpulver sehr schnell dunkel, ist dann außen verbrannt und innen noch roh. Sowohl das lösliche hitzebeständige Pulver als auch das Backprotein ist deutlich teuer als viele andere Proteinpulver, doch ich habe für mich entschieden, dass es mir das wert ist.

Ich bin überfordert

Doch von der Verwendung des Backproteins war ich noch sehr weit entfernt. Schließlich folgte nun erst einmal eine Flüssigphase mit Schonkost.

In den ersten vier Wochen musste ich auch meine Medikamente mörsern und mit Flüssigkeit einnehmen. Das ist mir in besonders unangenehmer Erinnerung geblieben.

Ganz schnell merkte ich in den ersten Tagen, dass sich die Theorie in der Klinik zwar gut angehört hatte, ich aber in der Praxis zu Hause am Anfang schlicht überfordert war.

Vorgesehen waren mehrere kleine flüssige Mahlzeiten am Tag, mit vierstündigen Pausen eingenommen. Außerdem sollte ich mindestens eineinhalb Liter trinken und meine Supplemente nehmen. Bereits die Einnahme der Supplemente gestaltete sich als nicht so einfach. Zum Beispiel darf Eisen nicht mit Kalzium oder Kaffee eingenommen werden, Kalzium musste ich aber drei Mal am Tag nehmen. Ein klarer Fall von zu vielen Aufgaben und zu wenig Stunden pro Tag.

Heute lache ich darüber, aber in den ersten Monaten war ich überfordert und jeden Tag gab es Dinge, die ich nicht geschafft hatte. Ich war besessen davon, alles richtig zu machen, damit ich optimal abnehme. Ständig war ich unzufrieden mit mir und sagte mir jeden Abend: »Morgen machst du es besser.« Dazu tummelte ich mich in einigen Facebook-Gruppen zum Thema bariatrische Operation, wo natürlich die wildesten Thesen wucherten und eher Erfolge als Misserfolge gepostet werden. Wer doch von Misserfolgen berichtete, wurde meist gnadenlos kritisiert. So gewann ich den Eindruck, dass es alle schaffen, nur ich (mal wieder) nicht.

Natürlich wog ich mich täglich, wovon ausdrücklich abgeraten wird. Aber ich redete mir ein, dass ich bestimmt die Erste bin, bei der die Abnahme nicht funktioniert, oder dass irgendwas wegen der Not-Operation schiefgegangen war, was sich erst in den nächsten Tagen zeigen würde. Dazu kam, dass mir in den ersten Tagen alles schwerfiel und ich ständig müde war. Die Schmerzen wurden zwar weniger, waren aber trotzdem allgegenwärtig.

Essen fällt mir sehr schwer

Besonders das Essen war super anstrengend und – ein Nebeneffekt der OP – super eklig. Jeder Essensgeruch war widerlich, alles schmeckte gleich und ich musste mich zum Essen zwingen. Ja, ich stellte sogar einen Wecker, damit ich alle drei Stunden etwas aß und so auf fünf Mahlzeiten kam. Nur so war es mir möglich, die 60 Gramm Eiweiß zu erreichen. Meistens war ich nach dem Essen – und wir reden hier von einem kleinen Shake oder drei bis vier Esslöffeln Suppe – so erschöpft, dass ich mich kurz darauf erst einmal hinlegte. Das wiederum warf meinen Zeitplan durcheinander, schließlich musste ich in meiner »freien« Zeit ständig in kleinen Schlucken trinken. Dazu kam, dass es Sommer war und ich einen erhöhten Flüssigkeitsbedarf hatte. Ich war ständig durstig. Obwohl der Magen nach der OP einen künstlichen Ausgang hat und Wasser eigentlich direkt durchläuft, ist Trinken nur in kleinen Mengen möglich. Am Anfang schaffte ich vier bis fünf kleine Schlucke am Stück und auch heute, drei Jahre später, sind es an guten Tagen 15 kleine Schlucke. Das verlangt viel Disziplin, denn was ich verpasst habe zu trinken, kann ich später am Tag nicht mehr aufholen.

Die Schmerzen nehmen ab

Ich erinnere mich, wie happy ich war, als ich das erste Mal in meinem Bett wieder in der Seitenlage schlafen konnte. Meine Rückenschmerzen waren bis dahin ein konstanter Begleiter gewesen und das wurde allmählich besser. Nach der Operation darf man keine NSAR-Schmerzmittel (nichtsteroidale Antirheumatika) mehr einnehmen, lebenslang. Somit waren die üblichen Verdächtigen wie Aspirin, Ibuprofen und Diclofenac bei Schmerzen für mich tabu. Besonders chronische Schmerzpatienten sollten das bei der Entscheidungsfindung für oder gegen eine OP bedenken. Natürlich hofft man, dass die Schmerzen durch Gewichtsreduktion besser werden. Aber es besteht auch das Risiko, dass sich das Schmerzmanagement danach als schwierig erweisen kann.

Ich kann nur davon abraten, gegen ärztlichen Rat zu handeln. Für mich ist es absolut nachvollziehbar, dass diese Mittel, die bekannt dafür sind, den Magen angreifen, ihre negative Wirkung bei einem kleinen Magen besonders verheerend entfalten. Trotzdem kann es schwierig sein, bei den Alternativen zu bleiben, denn die entzündungshemmende Wirkung fehlt bei den Mitteln, die verwendet werden dürfen.

Alte Gewohnheiten müssen weichen

In den ersten Wochen machte sich sehr drastisch bemerkbar, wenn ich alte Gewohnheiten, wie »den Teller leer essen« oder »das bisschen lohnt sich nicht aufzuheben« weiter befolgte.

Wer wie ich zu Sparsamkeit erzogen wurde, dem fällt es schwer, den letzten Bissen zu entsorgen. Doch das Aufessen führt zu Magenschmerzen oder sogar dem Früh-Dumping-Syndrom.

Dabei entleert sich der Mageninhalt plötzlich in den Darm, dort wird zum Verdauen viel Wasser gezogen und es kommt zu einem plötzlichen Abfall des Blutdrucks, was bis zur Bewusstlosigkeit führen kann.

Doch es rentiert sich nicht, kleine Reste aufzuheben, denn eines der größten Risiken, beim Abnehmen und später beim Halten des Gewichtes zu scheitern, ist das sogenannte Grasen. Dabei wird ständig über den Tag verteilt gegessen. Das können kleine Snacks sein, aber auch die Reste der Hauptmahlzeit, die man ein bis zwei Stunden später isst. Auch kalorienhaltige Getränke können zu einer erneuten Zunahme führen. Leider hört man immer wieder von Menschen, die Limonaden trinken oder gar Nutella oder Eiscreme verflüssigen und konsumieren. Dahinter steckt eine so starke Sucht, dass man professionelle Hilfe in Anspruch nehmen muss.

Ich lerne, mit meinem Essverhalten umzugehen

Ich selbst hatte bereits einige Jahre Verhaltenstherapie und auch noch begleitend einige Monate nach der Operation therapeutische Unterstützung. Geheilt bin ich nicht, aber ich habe meine Probleme erkannt und analysiert. Die Probleme bleiben und damit auch der Hang, das schlechte Verhalten zu wiederholen. Essen bei Stress, Trauer und Angst ist für mich noch immer ein Problem, das schon früh in meiner Familie begann, wo Liebe durch Essen ausgedrückt wurde und Familienfeiern an mittelalterliche Gelage erinnerten. Das Problem mit dem Essen setzte ich in meinen Zwanzigern fort, indem ich auf alle Schwierigkeiten mit Essen reagiert.

Heute erkenne ich sehr genau, wenn ich mal wieder meinen Stress oder mein Problem »wegkauen« möchte. Diese Strategie funktioniert natürlich nicht, und doch ist es sehr schwer, zu widerstehen. In den ersten Monaten nach der Operation war es wirklich eigenartig, wie ekelhaft ich Essen fand und Essensgerüche jetzt Übelkeit hervorriefen. In dieser Zeit fühlte ich mich unbesiegbar. Trotzdem fantasierte ich besonders in der Flüssigphase, die dem Magen Zeit geben soll, sich zu erholen und zu verheilen. Ich träumte von Jägerschnitzel oder Pizza, doch wenn ich so etwas auch nur roch, wurde mir übel. Es wurde mit der Zeit besser. Ich erinnere mich noch an meinen ersten Bissen Fleisch, der mir überhaupt nicht schmeckte und wie ein Wackerstein im Magen lag.

Mein Trostspender ist weg

Der Trostspender Essen, der vor der Operation noch Glücksgefühle hervorgerufen hatte, war plötzlich weggefallen. Es war, als hätte ich einen guten Freund verloren.

In den ersten Tagen hatte ich dann auch mein zum Glück bisher einziges Dumping. Ich hatte diesen einen Bissen zu viel, den kleinen Rest auf dem Teller wie früher gegessen. Mir wurde schwindelig, mir brach der Schweiß aus und mir wurde schwarz vor Augen. Ich schaffte es gerade noch in mein Bett, schlief ein oder wurde ohnmächtig, daran erinnere ich mich nicht mehr. Als ich wieder aufwachte, ging es mir wieder gut. Ich hatte auf die harte Tour gelernt, auf meinen Körper zu hören und dass satt sein bedeutet, sofort mit dem Essen aufzuhören.

Ich merkte, wie fixiert ich auf das Kauen war und wie sehr es mir fehlte. Also simulierte ich das Kauen und löffelte selbst meine Shakes.

Alles maß ich genau ab. Wer einmal ein Dumping erlebt hat, der will es nicht wieder erleben. Obwohl meine Wunden gut verheilten und meine Klammern entfernt werden konnten, fühlte ich mich immer schwächer. Ich schob es zunächst auf meine rasante Gewichtsabnahme, die natürlich auch unheimlich motivierte. Im ersten Monat waren es weit über zehn Kilogramm. In den ersten Wochen nimmt man durch die geringe Nahrungsaufnahme auch nur sehr wenige Kalorien zu sich. Auch das vermutete ich als Grund meiner Schwäche. Der Körper fährt viele Funktionen runter. Obwohl es draußen noch warm war, fror ich permanent.

Die Erklärung für meine Schwäche

Doch meine Probleme wurden von Tag zu Tag schlimmer. Und als es so weit war, dass ich zur Überwindung von 15 Stufen drei Pausen benötigte, vereinbarte ich einen Termin in der Klinik in Offenbach. Man nahm mich stationär auf und fand schnell den Grund: Ich hatte sehr schlechte Blutwerte. Ob Kalium oder Kalzium – mir schien es an allem zu mangeln. Also bekam ich erst einmal Infusionen mit Vitaminen und Mineralstoffen und bereits einen Tag später ging es mir wieder besser.

Ich hatte trotz meines strengen Regimes, obwohl ich alle Vorgaben zur Supplementierung mit Vitaminen und Mineralstoffen eingehalten hatte, einen massiven Mangel entwickelt. Wir sind eben keine Maschinen – was bei dem einen Patienten wunderbar funktioniert, kann schon beim nächsten einen Mangel nach sich ziehen. Ich war unheimlich erleichtert. Doch auch wenn der erneute Aufenthalt wieder neue schöne Bekanntschaften brachte, so hörte ich wieder einige schlimme Patientengeschichten. Wer wie ich gerade eine OP, eine Not-OP und einen Mangel überstanden hat, hört solche Erzählungen mit sehr gemischten Gefühlen, denn viele dieser Geschichten hatten eine Gemeinsamkeit: Es gab von Beginn an Probleme, die sich dann bei einigen über Jahre hinzogen. Ich hatte einfach Angst, dass mein schlechter Start ebenso der Beginn einer Reihe von Problemen sein könnte. Doch nach ein paar Tagen durfte ich wieder nach Hause und war darüber sehr erleichtert. Wer nicht operiert wird, der langweilt sich schrecklich im Krankenhaus und ich hatte einen richtigen Krankenhauskoller entwickelt.

Ich muss wieder zur Arbeit

Wieder zu Hause, war es auch Zeit, wieder an die Arbeit zu denken. Davor hatte ich auch etwas Angst, denn im Büro kann ich nicht sklavisch alle paar Stunden in Ruhe etwas essen und meinem Körper Zeit zur Verdauung geben.

Und da gab es noch ein Thema, das ich bereits angesprochen habe: Die Gase, die sich bei der Verdauung bilden und nach der Operation eine Stärke und einen Geruch entfalten, dass ich mich fragte, ob ich jemals wieder Freunde besuchen könnte.

Der Geruch ist infernalisch und der Druck, die Gase loszuwerden, enorm. Schrägerweise entwickelte ich dem Thema gegenüber bei meinen Krankenhausaufenthalten eine gewisse Coolness, denn im Erdboden versinken klappt einfach nicht. Dazu war es in der Klinik ein Running Gag, dass man besonders nach der Operation von Ärzten und Pflegepersonal vermehrt aufgefordert wurde, immer und überall zu pupsen. Erst um die Gase durch die Operation, später die durch die Verdauung entstandenen loszuwerden.

Aber ein Büro ist kein Krankenhaus und so war ich in der Zeit unendlich dankbar, dass ich in einem Einzelzimmer saß und die Toilette direkt um die Ecke lag. Dank meiner neu erworbenen Coolness warnte ich auch einige Kolleginnen vor und riss bei Bedarf öfters das Fenster auf. Der Geruch bleibt, aber die Verdauung wird besser, sodass insbesondere eine gesunde und ausgewogene Ernährung hilft, Gase zu mindern. Doch am Anfang ist die Verdauung völlig durcheinander und muss sich neu aufbauen.

Jetzt kommt der Stress wieder – und ein Magengeschwür

Mit der Arbeit kam auch wieder Stress in meine Leben zurück und nach einigen Tagen hatte ich plötzlich Magenschmerzen. Zuerst ignorierte ich das und hoffte, ich würde mich an die Situation gewöhnen. Doch es wurde schlimmer und schlimmer. Der Zufall wollte, dass ich vom Amtsarzt begutachtet werden sollte, denn meine behandelnden Ärzte hatten mir für die Zeit nach der Operation eine verkürzte Arbeitszeit empfohlen. Es bestand auch die Möglichkeit der Teilverrentung. Dazu kam, dass ich davor bereits mit Krankheit und Ausfallzeiten zu kämpfen hatte.

Die Amtsärztin befürwortete die Teilverrentung auf 75 Prozent Arbeitszeit und riet mir dringend, meine Magenschmerzen in der Klinik in Offenbach abklären zu lassen. Ich rief also mal wieder in Offenbach an und wieder machte ich mich mit einer gepackten Tasche auf den Weg. Zu diesem Zeitpunkt hatte ich schon einige Wochen mit fester Nahrung hinter mir und arbeitete Vollzeit.

Wieder wurde ich stationär aufgenommen und nach einer Magenspiegelung war klar, was los war – ich hatte ein Magengeschwür entwickelt.

Ich erinnerte mich wieder an die Patienten, die von ständigen Magengeschwüren geplagt waren oder gar Notoperationen hatten, weil sie innerlich zu verbluten drohten. Ich war jetzt richtig in Panik, denn auch in meiner Familie gab es die Vorbelastung durch Magengeschwüre.

Ich muss beim Essen besser aufpassen

Professor Weiner, der merkte, wie sehr ich unter Strom stand und wie ich mich unter Druck setzte, empfahl, »öfters Ommm« zu sagen. Wenn das nur so einfach wäre. Jeder, dem Stress auf den Magen schlägt, weiß, wie schwierig es ist, sich auf Kommando zu entspannen. Ich war sehr erleichtert, als er mich nicht auf Schonkost setzte, denn ich musste bereits nach der Operation sechs Wochen Schonkost essen, die üblichen vier Wochen mussten wegen Verdauungsproblemen verlängert werden. Gemüsesuppen waren mir mittlerweile einfach zuwider und Shakes waren noch nie mein Ding. Ich esse gerne deftig und weder morgens noch zu einer anderen Hauptmahlzeit gerne süß.

Ich sage gerne, dass mir bei den Shakes die Geschmacksrichtung Pfälzer Leberwurst fehlt. Außerdem mag ich den künstlichen Geschmack nicht. Obwohl ich seit der Operation zahlreiche Marken und Geschmacksrichtungen getestet habe und manche Shakeparty in der Selbsthilfegruppe stattfand, habe ich nichts gefunden, was mich überzeugt hätte. Natürlich könnte ich mich überwinden, aber auf Dauer funktioniert das nicht.

Ich bekam einige Tage Infusionen, diesmal Pantoprazol, und musste weitere Medikamente einnehmen. Rückblickend können auch mein niedriger Kaliumwert und die Tabletten, die ich deswegen nehmen musste, einen Rolle gespielt haben, denn Kalium, als Medikament eingenommen, greift leider auch den Magen an.

Ich baue meine Ernährung neu auf

Wieder zu Hause, wusste ich nicht recht, was ich essen sollte. Man hatte mir empfohlen, nichts Scharfes oder Kurzgebratenes zu essen. Immerhin hatte ich der Ernährungsberaterin die Erlaubnis für eine Tasse Kaffee mit viel Milch abgerungen. Scharfes und Kurzgebratenes stand so wenige Wochen nach der Operation sowieso nicht auf meinem Ernährungsplan.

Der Magen und der Geschmackssinn reagieren nach der Schonkost sehr empfindlich. Die Gelegenheit nutzte ich, meine Ernährung ganz neu aufzubauen.

80 Prozent Clean Eating war meine Devise. 80 Prozent meiner Nahrung waren ab jetzt ohne künstliche Zusätze, möglichst unverarbeitet und zuckerfrei. Das bedeutet übrigens nicht, dass die restlichen 20 Prozent ungesund sein sollten, sondern nur, dass ich bei den 80 Prozent konsequent darauf achte. Ich plante vielmehr auf einen Monat gesehen: 80 Prozent meiner Mahlzeiten innerhalb eines Monats waren konsequent clean, beim Rest durfte ich ein bisschen großzügiger sein. Das sollte erstens den Druck rausnehmen, denn nur ein Asket schafft es, sich zu hundert Prozent gesund zu ernähren. Zweitens ist man dann nicht so fixiert. Sie kennen das vielleicht: Sie wollen eine Woche keine Schokolade essen und denken nur noch an Schokolade. Ich esse bis heute so und gehe später (S. 158) noch etwas näher darauf ein.

So ähnlich verhält es sich mit Verboten: »Ich darf nicht xy essen« habe ich mir abgewöhnt. Positiv formuliert: Ich gönne mir gesundes leckeres Essen, dazu gehören zum Beispiel Obst und Nüsse. Früher dachte ich, ich müsse hier auch sparsam sein, und besonders Fett war für mich der Bösewicht. Über Jahrzehnte wurde uns das ja auch vermittelt. Natürlich esse ich noch gerne mal ein Stück Schokolade. Aber seitdem ich eine überzeugte Leserin von Zutatenlisten bin und festgestellt habe, dass vieles, was industriell hergestellt ist, so unfassbar schlechte Inhaltsstoffe hat, verzichte ich immer häufiger. Doch auch hier setze ich mich nicht unter Druck. Wenn ich etwas essen möchte, dann esse ich es.

Ich lerne, alles etwas lockerer zu sehen

Zum Glück verschwanden meine Bauchschmerzen nahezu und bei der Nachkontrolle vier Wochen später war mein Magen wieder in Ordnung. Vielleicht lag es aber auch daran, dass ich mir den Rat Professor Weiners zu Herzen genommen hatte: Ich hatte erkannt, dass mein Versuch, meine Ernährung und alles um meine Gewichtsreduktion herum perfekt zu gestalten, kontraproduktiv und schlicht ein hoffnungsloses Unterfangen war. Auch meine Ängste meinen Job betreffend hatte ich in den Hintergrund geschoben.

Ich hatte in der Zeit eine wichtige Lektion gelernt, die ich davor intellektuell verstanden hatte, aber gegen die ich doch immer angekämpft hatte: Ich bin nicht perfekt und das ist okay.

Auch die Erkenntnis, dass ich nicht auf der Welt bin, um es meiner Familie, Kolleginnen oder meinem Arbeitgeber recht zu machen, reifte in dieser Zeit.

Man könnte nun daraus schließen, dass ich eine schwierige Verwandte, Freundin oder Kollegin geworden bin, doch ich glaube, es verhält sich genau umgekehrt. Seitdem ich nicht mehr perfekt sein will und es allen recht machen außer mir, bin ich viel entspannter und freundlicher geworden. Ich stehe nicht mehr ständig unter Strom und bin viel ausgeglichener. Ich habe losgelassen und dabei hinzugewonnen.

Die negativen Nebenwirkungen

Während dieser ganzen Zeit war mein Körper nicht immer nett zu mir. Der Körper ist während der Zeit der massiven Gewichtsabnahme ständig im Stress. Die Hormone werden durcheinandergewirbelt und auch mich erwischte pünktlich drei Monate nach der OP der Haarausfall. Das Problem kannte ich schon – ich hatte mehrfach Haarausfall wegen Schilddrüsenproblemen. Ich ging erst einmal zum Frisör und ließ mir die Haare kurz schneiden. Von den vielen Tipps und Mittelchen, die man in diversen Facebook-Gruppen kennenlernt, hilft meiner Meinung nach nichts. Man lässt nur eine Menge Geld in Apotheke oder Reformhaus.

Der Körper reagiert immer zuerst mit Haarausfall auf den Schock und den Mangel, der durch die Operation ausgelöst wird. Ich glaube, da hilft nur Geduld und nach der Operation so schnell wie möglich den erforderlichen Eiweißbedarf noch zu übertreffen, denn das ist der Baustoff für die Haare. Der Körper wirft zuerst die Haare ab, abgestorbene Zellen, und das ist allemal besser als zum Beispiel lebenswichtige Organe zu schrumpfen.

Über Gewichtsabnahme und neues Essverhalten

Vermutlich wundern Sie sich, dass ich so wenig über Zahlen rede, wenn es um meine Gewichtsabnahme geht. Wir neigen dazu, uns mit anderen zu vergleichen, und natürlich erzählen Menschen lieber von ihren Erfolgen als von Misserfolgen oder Durststrecken. Doch ich will nicht unterschlagen, dass es auch Phasen gibt, in denen man nicht abnimmt. Auch wenn ich das wusste, habe ich doch ständig einen Einbruch erwartet und dachte, warum nehme ich nicht so schnell ab wie XY oder wieso habe ich nach drei Monaten nicht so viel wie XY abgenommen? Außerdem rechnete ich ständig damit, dass die Abnahme stagniert.

Wir sind von unseren Diätmisserfolgen stark geprägt und ich war keine Ausnahme. Eine wichtige Rolle spielt natürlich auch das Alter. Als ich mich operieren ließ, war ich deutlich über 40 und bereits ab 35 Jahren war es sehr viel härter geworden, auf konventionellem Weg abzunehmen, und ich merkte, wie sehr ich bei den Kalorien sparen musste. In dieser Zeit hatte ich auch mein Glück bei Weight Watchers versucht und war krachend gescheitert. Meine wöchentliche Gewichtsabnahme lag zwischen 200 und 300 Gramm. Doch wer den Mount Everest besteigen will, der plant keine 200- bis 300-Meter-Tagestouren.

Zuerst geht es sehr schnell

In den ersten Monaten nach der OP geht die Abnahme rasant, doch sie verlangsamt sich von Monat zu Monat und die Pausen werden länger.

Der Körper muss eine Menge bewältigen und nimmt sich seine Auszeiten, um sich umzubauen. Deshalb wird empfohlen, sich mit einem Maßband zu vermessen, denn selbst dann, wenn die Waage keine neuen Ergebnisse liefert, zeigt das Maßband meistens in dieser Zeit Veränderungen. Wir Frauen haben zusätzlich Gewichtsschwankungen ausgelöst durch unseren Hormonhaushalt und die damit verbundene Wassereinlagerungen.

In einer Facebookgruppe habe ich einen tollen Tipp gelesen, den ich hier gerne weitergeben möchte: Die Werte in eine Tabelle, zum Beispiel in einer App eintragen, dann alle Schwankungen weglassen und nur die Abnahme stehen lassen. Wer nicht flüssiges Nutella, Limonaden oder andere hochkalorische Lebensmittel konsumiert, wird in dieser Phase nach der OP eine konstante Abnahme feststellen und kann mit gutem Gewissen davon ausgehen, dass ein Wert, der höher ist als in der Woche davor, nur eine Schwankung ist.

Meine Gesundheit verbessert sich

In den ersten Wochen konnte ich mich nicht beherrschen und habe mich trotz aller Warnungen täglich gewogen. Nach einiger Zeit habe ich es jedoch besser in den Griff bekommen und mehr Vertrauen gewonnen. Nicht nur das Gewicht ändert sich, auch meine Gesundheit besserte sich quasi mit Tag eins nach der OP. Mein beginnender Diabetes war bereits zwei Tage nach der OP weg. Auch mein Blutdruck besserte sich rasant nach vierzehn Tagen und ich konnte das blutdrucksenkende Mittel absetzen. Den Betablocker nahm ich wegen meiner Herzrhythmusstörungen weiterhin, doch auch ihn konnte ich im darauffolgenden Jahr absetzen.

Wegen meiner depressiven Episoden und Angstzustände nehme ich weiterhin Psychopharmaka, doch auch hier wurde ich stabiler und konnte die Menge deutlich reduzieren.

Immer wieder bekomme ich von Menschen, die mich nur oberflächlich kannten, die Rückmeldung, wie viel fröhlicher und entspannter ich wirke.

Ich merkte, dass ich viel mehr lächelte und mit deutlich mehr Selbstbewusstsein durch Leben ging. Natürlich ist das Abnehmen kein Zaubermittel, aber mir ist deutlich geworden, wie sehr die Schmerzen und mein Gewicht mich runterdrückten. Auch das Verhalten anderer Menschen mir gegenüber veränderte sich. Besonders Frauen zeigen schnell Verachtung gegenüber Menschen, die nicht den Konventionen entsprechen. Männer hielten mir plötzlich die Tür auf, wo ich davor noch entweder ignoriert oder über den Haufen gerannt worden war. Aber es lag natürlich auch an mir, denn was hatte ich erwartet, wenn ich grimmig vor mich hinguckte und die meiste Zeit unter Schmerzen vor mich hinschwitzte? Nicht sehr ansprechend und attraktiv, oder?

Ich finde eine Selbsthilfegruppe

Ich suchte mir in dieser Zeit eine Selbsthilfegruppe. In meiner ersten Gruppe fühlte ich mich nicht sehr wohl und hatte immer das Gefühl, dass diese Leute sich vor allem selbst gerne reden hörten, ohne für mich daraus echte Informationen ziehen zu können. Schließlich fand ich eine wunderbare Gruppe mit einer tollen Leiterin. Dort fühle ich mich immer sehr wohl, aufgenommen und verstanden.

Ich möchte an dieser Stelle betonen, wie wichtig die Selbsthilfegruppe ist! Auch eine Facebookgruppe kann den persönlichen Austausch nicht ersetzen.

Schriftlich kommt es immer wieder zu Missverständnissen oder Fehlinterpretationen. Der persönliche Kontakt tut gut und hilft in schwierigen Phasen, wenn das Gewicht stagniert, man Probleme bei der Nahrungsaufnahme und Verdauung hat oder mit den alten Dämonen kämpfen muss.

Jede Mahlzeit ist ein Abenteuer

Während der Schulung wurde betont, dass wir unbedingt auch Kohlenhydrate aufnehmen müssen, da der Körper sie benötigt. In der Anfangszeit habe ich aber manchmal nur Protein zu mir genommen, um meinen täglichen Proteinbedarf zu decken. Der Körper nimmt das ein paar Tage hin, doch dann wurde mein Bedürfnis nach Kohlenhydraten so groß, dass ich nachts von Nudelorgien träumte.

Auch das Einkaufen ist ein Thema für sich. Vor der Operation waren mein Kühl- und mein Vorratsschrank immer bis oben hin gefüllt, denn ich brauchte einfach viel. Nun musste ich lernen, Proteinreichem und Gemüse den Vorrang zu geben, und das in Mengen, die deutlich reduziert waren. Es waren vielleicht nur noch zehn Prozent meiner gewohnten Mengen. Auch zweieinhalb Jahre nach der Operation und mit mittlerweile deutlich größeren Portionen mache ich manchmal noch Einkäufe, bei denen ich mich hinterher frage, wann ich das alles essen will, bevor es verdirbt. Aber ich bin besser geworden.

In den ersten drei Monaten ist jede Mahlzeit ein Abenteuer. Ich wusste nie, wie viel ich essen konnte, ob es mir bekommen und wie meine Verdauung reagieren würde.

Ich muss mein Einkaufsverhalten ändern

Doch gerade am Anfang war es sehr schwierig und ich hasse es, Lebensmittel wegwerfen zu müssen, weil ich zu viel eingekauft habe. Ich nahm mir deshalb beim Einkauf mehr Zeit und kaufte zum Beispiel Obst und Gemüse nicht mehr in Verpackungen, sondern einzeln. Ich wog zu Beginn mein Essen ab und machte mir auf diese Weise bewusst, wie lange ich zum Beispiel an einer Karotte oder einer Kugel Mozzarella essen würde. Wenn Sie einmal fünf Tage am Stück dieselbe Suppe zu Mittag essen müssen, weil sie sich in der Menge verschätzt haben, dann gehen Sie sehr motiviert an dieses Problem.

Lebensmittel sind wertvoll und verdienen unseren Respekt, deshalb war Entsorgen für mich keine Option. Viele Operierte entwickeln dieses Verhalten in den ersten Monaten. Weil man plötzlich nicht mehr einfach etwas in sich reinstopfen kann, wählt man sorgfältig aus. Essen hat nicht mehr die Funktion, Emotionen zu befriedigen, und dient dazu, unseren Nährstoffbedarf zu decken. Ich wurde auch in Bezug auf den Geschmack wählerischer.

Langsam essen

In den ersten sechs Monaten erhöht sich das Volumen der aufgenommenen Nahrung kontinuierlich – das ist richtig, wichtig und notwendig!

Aber es verunsichert auch, denn es erinnert uns an unsere Gewichtszunahme und das Versagen. Ich konnte damit gut umgehen, denn ich war mir darüber im Klaren, dass es schlicht nicht möglich ist zu überleben, wenn ich dauerhaft ein bis zwei Teelöffel Quark wie in den ersten Tagen nach der Operation esse. Aber ich weiß, dass es für viele ein schwieriges Thema ist.

Natürlich hatte ich auch immer wieder Situationen, in denen ich mich fragte, ob ich nicht zu viel esse; besonders bei Suppe kommt man schnell auf ein gewisses Volumen. Das liegt daran, dass bei meiner gewählten Operationsmethode der Magen am Ausgang eine Anastomose hat und somit geöffnet ist. Esse ich nun langsam, dann ist es nur logisch, dass etwas durchläuft, bis ein Sättigungsgefühl einsetzt. Es ist deshalb sehr wichtig, für jede Mahlzeit genügend Zeit einzuplanen und sorgfältig zu kauen – ich kaue jeden Bissen 30 Mal. Wer das nicht tut, bekommt Probleme mit der Verdauung, Blähungen sind die Folge, manchmal Magenschmerzen oder Darmkrämpfe. Außerdem hilft das langsame Essen zu erkennen, wann die Sättigung einsetzt. Ein Gefühl dafür zu entwickeln ist sehr wichtig, denn jeder Bissen mehr kann besonders in der Anfangszeit zu Unwohlsein, Völlegefühl, Magenschmerzen oder sogar zu einem Frühdumping führen. Trotzdem muss man sich immer wieder kontrollieren. Auch mir passiert es heute manchmal, zum Beispiel wenn ich einen stressigen Arbeitstag habe, dass ich zu schnell esse oder zu wenig kaue.

Auch wenn mir etwas besonders gut schmeckt, laufe ich Gefahr zu schlingen. Ich muss mich immer wieder zur Ordnung rufen, denn vor der Operation habe ich sehr schnell gegessen, zum Teil sogar geschlungen. Ich spreche das auch an, weil ich nicht den Eindruck erwecken möchte, dass ich alles richtig mache oder nie sündige. Bücher, Facebook- oder Instagramposts hinterlassen oft den Eindruck eines perfekten Lebens, doch niemand führt ein perfektes Leben oder macht immer alles richtig. Schließlich soll Ernährung auch Freude und Genuss sein und auch daran sollten wir nach der Operation arbeiten. »Balance« ist hier das Zauberwort.

Ich gehöre zu den Glücklichen, die nicht sehr anfällig für Komplikationen durch zu schnelles Essen sind, doch mich schützt auch meine gesunde Ernährung. Wer mehr Einfachzucker isst (Süßes und Weißmehlprodukte), ist anfälliger und in der Regel ist ein Dumping selbst verschuldet und sollte vermieden werden.

Gerade in der Anfangszeit ist eine wichtige Frage, ob man das Essen abwiegen sollte. Ich habe es in den ersten Monaten getan und es hat mir dabei geholfen, nicht zu viel zu kochen und dann zu essen. Außerdem beruhigte es mich, denn man kann schnell das Gefühl entwickeln, man esse zu viel. Das Abwiegen hat mir immer wieder verdeutlicht, wie wenig ich im Grunde aß.

Verträglichkeit prüfen

Ein weiteres Thema ist die Verträglichkeit von Lebensmitteln. Bei der Ernährungsberatung im Krankenhaus riet man uns, nach der Flüssigphase nur ein Lebensmittel pro Mahlzeit einzuführen, um bei einer negativen Reaktion sofort zu wissen, was die Ursache ist. Ein guter Ratschlag, den ich in die Praxis umzusetzen versucht habe. In den ersten Wochen nach der Flüssigphase begann ich mit leicht Verdaulichem wie Fisch und Gemüse. Einmal, etwa drei Monate nach der OP, war mir sehr nach gelber Linsensuppe. Sie verursachte zwar kein Dumping und keine Schmerzen, aber das unangenehme Gefühl, eine Portion Wackersteine gegessen zu haben. Deshalb mein Tipp: Alles, was schwer verdaulich ist, sollte man erst einmal weglassen. Und ist die Lust darauf so stark, dann sollte man als sich auf eine Gabel oder einen Esslöffel voll beschränken und extra lange kauen.

Mit der Zeit zeigte sich auch, dass das Prinzip, immer nur ein Lebensmittel hinzuzunehmen, schwierig in der Umsetzung ist. Zu Beginn ist es noch recht überschaubar: Man isst pürierte Gemüsesuppen, Quark und Apfelmus. Doch mit der festen Phase kocht man auch mal ein Rezept nach und will einfach ausprobieren. Und ja, mir fehlte auch etwas die Geduld. Nachdem ich gemerkt habe, dass ich die ersten Gerichte gut vertrug, wurde ich mutiger.

Vorsicht walten lassen

Wer nicht alleine, sondern in einer Lebensgemeinschaft lebt, mit einem Partner oder in einer Familie, sollte rechtzeitig klarmachen, dass sich das Essverhalten für alle ändern muss, denn auf Dauer ist extra Kochen nur schwer durchzuhalten. Gerade in der Anfangszeit ist das Würzen von Speisen eine Besonderheit.

Wegen der vorangegangene Flüssigphase und des besonders empfindlichen frisch operierten Magens darf man nicht zu scharf Gewürztes essen, sonst drohen Magenschmerzen bis hin zu Entzündungen und Magengeschwüren.

Darauf müssen sich alle einstellen und bei Bedarf bei Tisch nachwürzen. Später kann man wieder stärker würzen.

Ich selbst würze mittlerweile wieder wie vor der Operation, habe mich aber langsam herangetastet und war die ersten zwölf Monate sehr vorsichtig, was ich meinem Magen zumutete. Bis ich mich durch alle Nahrungsmittel gearbeitet hatte, habe ich ungefähr ein Jahr gebraucht. Zu meiner Freude konnte ich feststellen, dass ich alles essen kann. Natürlich gib es Dinge wie zum Beispiel Paniertes, die mein Magen schwerer verdaut. Wer etwas Paniertes isst, sollte es im Backofen oder der Heißluftfritteuse zubereiten, das ist bekömmlicher. In der Ölfritteuse oder der Pfanne saugt es sich mit Fett voll und das kann unter anderem zu Durchfall führen.

Die Verdauung spielt verrückt

Durchfall oder Verstopfung sind besonders in den ersten Monaten nach der Operation ein großes Thema. Da ich am Anfang sehr wenig gegessen habe und noch sehr auf fettarme Ernährung getrimmt war, hatte ich abwechselnd mit Verstopfung zu kämpfen und dann wieder unvermittelt mit so starkem Durchfall, dass ich auf die Toilette rennen musste. Die Verdauung wird in dieser Zeit neu aufgebaut, diese Probleme sind normal.

Ich habe meine Verdauung unterstützt, indem ich kontinuierlich über den Tag getrunken habe. Auch heute ist meine Wasserflasche mein ständiger Begleiter, insbesondere Wasser und Tee kann ich sehr empfehlen.

Außerdem musste ich mich von meiner »Fettangst« verabschieden. Das war ein sehr schwieriger Prozess für mich, dafür brauchte ich einige Wochen. Der Körper benötigt Fett unter anderem für eine gute Verdauung und damit einen weichen Kot. Heute esse ich als Snack sehr gerne Nüsse, doch das kostete mich anfangs eine unheimliche Überwindung. Ich musste auch sehr aufpassen, Nüsse nicht gedankenlos nebenbei zu essen. Vor diesem Nebenbei-Essen schütze ich mich beispielsweise auch, indem ich im Büro niemals etwas Essbares außer Kaugummi auf dem Schreibtisch liegen habe. Jedes Essen ist eine bewusste Entscheidung.

Ich esse und tue, was mir guttut

Aber ich esse nichts aus Höflichkeit, das tut mir nicht gut. Was meine Ernährung betrifft, war ich von Anfang an sehr offen gegenüber meiner Familie, Freunden und Kollegen. Zum Glück bin ich von sehr verständnisvollen Menschen umgeben, die ein Nein akzeptieren. Ich esse, was ich möchte und mir guttut, das ist wichtig, um auf Dauer eine gesunde Ernährung zu gewährleisten und das erreichte Gewicht zu halten.

Mein Gewicht ging in den ersten sechs Monaten rasant nach unten. Das half mir, meine gesundheitlichen Probleme am Anfang und die holprige Verdauung zu verkraften.

In den ersten Monaten fehlte mir auch das Trostessen, das Stress-Wegkauen am Abend. Das habe ich kompensiert, indem ich Sport mache, mir leckeres Essen zubereite und negative Einflüsse soweit möglich aus meinem Leben entfernt habe. Ich baue bewusst Dinge in meinen Alltag ein, die mir guttun: Ich nehme gerne mal ein Bad und gehe in der Mittagspause raus in die Sonne. Auch sich mal recken und stecken oder einfach Durchatmen tut gut. Und ich suche mir meine Kämpfe aus und lasse mich, soweit ich kann, nicht mehr auf sinnlose Diskussionen ein.

Ich gehe liebevoller mit mir um

Es wäre gelogen, wenn ich sagte, das klappe alles zu hundert Prozent. Ich schaffe es schätzungsweise in 70 bis 80 Prozent der Fälle und das genügt mir. Zusammenfassend kann ich sagen, dass ich liebevoller mit mir umgehe. Besonders in den ersten Monaten nach der Operation habe ich gelernt, in mich hineinzuhören. Mein Körper zwang mich dazu, denn jede Rücksichtslosigkeit wie schnelles Essen oder zu viel Stress strafte er in dieser Zeit sofort ab. Doch ich habe das nicht als Problem gesehen, sondern als Chance wahrgenommen, endlich auf meine Bedürfnisse Rücksicht zu nehmen.

All das ist jedoch nicht selbstverständlich und wird es wohl auch nie sein. Im Alltag schleichen sich immer wieder Nachlässigkeiten ein und ich kann einfach nicht so gut auf mich aufpassen, wie ich sollte. Dann heißt es wieder: sich rückbesinnen und neu starten. Ich sehe das nicht als Versagen, sondern es bedeutet einfach, ein ausgefülltes Leben zu führen. Dieses Leben habe ich mir erkämpft. Ich hatte mich vor der OP ja sehr zurückgezogen von den Menschen. Das ist für mich keine Option mehr. Ich führe immer noch ein sehr ruhiges, gleichmäßiges Leben, aber das ist mein Wunsch und entspricht meiner Natur. Wichtig ist, dass mein Leben heute nicht mehr von Ängsten geprägt ist.

Ich habe den UHu erreicht!

Im Januar 2017 habe ich ihn dann eingefangen: den UHu – unter hundert Kilo –, für jeden Adipösen ein Meilenstein. Ich wog zum ersten Mal seit vielen, vielen Jahren unter hundert Kilo. Ich weiß nicht mehr, wie oft ich mich an diesem Morgen auf die Waage gestellt habe, weil ich es nicht glauben konnte und ganz sicher sein wollte, dass die Anzeige wirklich korrekt war.

Leider war mein Vater kurz vor Weihnachten nach langer schwerer Krankheit verstorben, das dämpfte meine Freude sehr. Mein erster Gedanke war: »Das muss ich Papa erzählen«, und dann weinte ich, vor Trauer und ein bisschen vor Freude. Wir hatten ein kompliziertes Verhältnis, aber er war mein Vater, der mich sehr liebte, trotz unserer Konflikte. Ich weiß, er wäre stolz gewesen.

Ich war überrascht, wie erleichtert ich war. Davor hatte ich mich oft wie eine Aussätzige gefühlt, doch jetzt hatte ich auf einmal das Gefühl, ein großes Stück Normalität zurückgewonnen zu haben, auch wenn ich immer noch stark übergewichtig war.

Es war unbeschreiblich, wie viel leichter und entspannter ich mich fühlte. Ich begann, mehr zu Lächeln und wieder an mich zu glauben. Davor hatte ich immer Gedanken an mein Scheitern mit mir herumgetragen – dass ich wieder zunehmen könnte und dass ich zu viel falsch mache. Oder ich war unzufrieden, wenn ein Tag mal nicht perfekt lief. Das alles war wie weggeblasen. Diese Freude habe ich auch bei anderen Operierten immer wieder miterlebt und weiß daher, dass ich damit nicht allein bin. Der UHu ist für die meisten ein Meilenstein.

Jetzt sollte man sich belohnen

Als Belohnung kaufte ich mir ein Parfüm. Der Duft Samsara ist bis heute ein Begleiter, der mich immer an diesen glücklichen Moment erinnert und motiviert, wachsam zu bleiben. Eine Belohnung kann helfen, sich einen weiteren Anker zu setzen. Selbstverständlich sollte es nichts Essbares sein, denn von diesem Denken sollte man sich verabschieden. Essen ist keine Belohnung und es gibt so viele schöne Dinge oder Tätigkeiten, mit denen wir uns belohnen können auf der Welt. Noch schöner ist es natürlich, wenn diese Belohnung von einem lieben Menschen kommt. Vielleicht haben Sie jemanden in Ihrem Leben, der so aufmerksam ist und Sie wertschätzt.

Doch eigentlich war diese kleine Belohnung für mich nicht unbedingt notwendig, denn auch zweieinhalb Jahre nach meiner Operation erfreuen mich immer noch die großen und kleinen alltäglichen Erleichterungen in meinem Leben, die der Gewichtsverlust mit sich gebracht hat. Ob ich schnell zu Bus oder Bahn renne, ohne aus der Puste zu kommen, ob ich in einem üblichen Bekleidungsgeschäft Kleidung kaufe oder die Tatsache, dass die Blutdruckmanschette beim Arzt passt – es ist wunderbar, ein »stinknormales« Leben führen zu können! Das Leben ist einfacher und entspannter geworden und der Alltag weniger anstrengend als vor der Operation. Ich genieße jede Minute meines neuen Lebens.

Ich bin auf einem guten Weg

Nach den ersten sechs Monaten war ich auf einem guten Weg, obwohl es jetzt schon auch schon mal einen Stillstand beim Abnehmen gab. Ich wusste aber, dass das normal ist, und beunruhigte mich nicht. Alle Wunden waren jetzt auch gut verheilt.

Alle drei bis vier Stunden aß ich jetzt eine Mahlzeit oder einen Snack, denn mein Magen fing pünktlich immer nach dieser Zeitspanne leicht an zu grummeln. Ich hatte mich durch eine Menge Nahrungsmittel probiert und bisher alles gut vertragen. Das schon erwähnte Dumping blieb einmalig und auch nur einmal hatte ich mich übergeben müssen, weil ich stark zuckerhaltigen Keksen zu sehr zugesprochen hatte. Die Bluttests zeigten mir, dass ich ausreichend Supplemente einnahm. Und ich schaffte es, Sport in mein Leben zu integrieren. Ich sorgte für Abwechslung, ging zum Aufbau meiner Fitness ins Fitnessstudio und absolvierte Kurse in Yoga und Pilates.

In den ersten Monaten verzichtete ich komplett auf Alkohol. Bereits vor der Operation trank ich selten Alkohol und da ich die Warnungen der Ernährungsberaterin noch im Ohr hatte, hatte ich lieber ganz verzichtet – auch um den Heilungsprozess nicht zu stören. Um den Abnahmeerfolg nicht zu gefährden – denn ich wusste, dass die meisten Kilos in den ersten zwölf Monaten fallen –, verzichtete ich auch in den darauffolgenden Monaten auf Alkohol. Doch Anfang Dezember gab es eine Weihnachtsfeier im Büro und ich trank etwas Sekt. Die Ernährungsberaterin hatte recht, was die heftige Reaktion der Verdauung auf Alkohol betrifft: Er stieg mir sofort zu Kopf und das ist auch heute noch so. Doch ein kompletter Kontrollverlust oder gar Filmriss, wie andere es erlebten, hatte ich zum Glück nicht. Auch heute gönne ich mir hin und wieder ein Glas Wein oder Sekt.

Die gesundheitlichen Verbesserungen überwiegen

Über die gesundheitlichen Rückschläge, mit denen ich zu kämpfen hatte, habe ich bereits berichtet. Dazu kam, dass mir auch mein Kreislauf hin und wieder Schwierigkeiten machte. Besonders Schwindel, verursacht durch niedrigen Blutdruck, machte mir zu schaffen. Sicher lag es auch an dem hohen Gewichtsverlust, den der Körper zu verarbeiten hatte. Doch ich sah auch die positiven Effekte: Meine Schmerzen im Rücken und in den Füßen, die durch das Gewicht verursacht waren, waren weg und meine Migräne nahezu verschwunden. Seit der Operation war ich nicht mehr erkältet.

Ich muss mich neu einkleiden

Ich hatte 45 Kilogramm abgenommen und nichts passte mehr. Ich fiel über meine eigenen Hosenbeine, weil die Hosen nicht nur zu weit, sondern auch viel zu lang waren. Ich hätte mit neuen Einkäufen gerne gewartet, bis ich mein endgültiges Gewicht erreicht hatte, aber ich versank in meiner Kleidung. Wenn die Unterhose nicht mehr bleibt, wo sie sein soll, oder der Pullover von der Schulter rutscht und man ungewollte Einblicke gewährt, bleibt einem nichts anderes übrig als Einkaufen zu gehen. Auch einige Schuhe musste ich aussortieren, denn sie fielen mir beim Laufen von den Füßen.

Eines vorweg: Ich hasse shoppen. Meine Geduld ist stark begrenzt, was Schlangen vor Umkleidekabinen, verrückte Käufer oder die unberechenbaren Kleidergrößen bei den einzelnen Marken angeht. Zum Schluss hatte ich Kleidergröße 56/58 und fand in den herkömmlichen Geschäften so gut wie nichts mehr für mich. Und wenn es doch etwas gab, war die Auswahl klein. Nun konnte ich 46/48 tragen und war von der riesigen Auswahl in jedem Geschäft überfordert.

Bis ich meinen Kleiderschrank wieder aufgefüllt hatte, habe ich lange gebraucht. Heute bin ich wieder gut ausgestattet. Da ich wusste, dass ich vermutlich noch mindestens sechs Monate weiter abnehmen würde, erinnerte ich mich an den Rat Professor Weiners, mich für den

Übergang mit Leggings zu behelfen. Da ich jedoch im Büro nicht nur Leggings anziehen wollte, kaufte ich auch zwei bis drei normale Hosen. Discounter und Billigketten waren in dieser Zeit meine erste Wahl, heute gönne ich mir auch mal das ein oder andere bessere, ausgefallene Kleidungsstück.

Was ich in dieser Zeit besonders beachtet habe

- Ich habe Essen und Trinken immer voneinander getrennt. Man riskiert sonst ein Dumping, eine schlechtere Nährstoffausbeute, Schmerzen, Blähungen und als Spätfolge negative Veränderungen an den operierten Organen.
- Auf Getränke mit Kohlensäure habe ich möglichst verzichtet. Man sollte sie höchstens ausnahmsweise konsumieren oder die Kohlensäure herausrühren. Sie verursacht Blähungen und fördert das Hungergefühl.
- Eiweiß ist die erste Wahl für möglichst jede Mahlzeit, auf dieser Grundlage plane ich die restliche Mahlzeit.
- In den ersten sechs Monaten habe ich mit Eiweißpulver ergänzt, um meine Mindestmenge zu erreichen. Im Laufe der Zeit habe ich reduziert.
- Gemüse sollte immer dabei sein (oder Obst). Ich starte damit bereits beim Frühstück!
- Eine gesunde Ergänzung sind Kartoffeln, Vollkornreis, Vollkornnudeln, Hirse oder Pseudogetreide wie Amaranth, Quinoa oder Buchweizen.
- Ich esse langsam, kaue gut und lege kurze Pausen beim Essen ein. So wird besser verdaut, es gibt weniger Blähungen und das Gehirn signalisiert rechtzeitig die Sättigung. Der eine Happen zu viel tut uns Operierten richtig weh. Außerdem wollen wir den Magen nicht ständig dehnen, indem wir zu viel essen.
- Die Supplemente fülle ich jede Woche in einen Sieben-Tages-Dispenser, der zusätzlich Einteilungen für die Tageszeiten hat. Zu Beginn hat mir beim Einhalten der Einnahmezeiten eine App geholfen.

- Sport beginnt mit dem ersten Schritt, also habe ich sofort nach der Operation angefangen, spazieren zu gehen, und bin sobald wie möglich ins Fitnessstudio gegangen und habe Kurse belegt. Immer in Bewegung bleiben!
- Ich habe konsequent Stressfaktoren aus meinem Leben verbannt und an meinem Umfeld einiges geändert. Stress gehört trotzdem zum Leben und ich habe sehr an mir gearbeitet, besser damit umzugehen.
- Ich halte konsequent die Nachsorgetermine ein.
- Ich habe besonders in dieser Zeit oft die Selbsthilfegruppe besucht, um mir Unterstützung zu holen und mich auszutauschen.
- Ich wiege mich nur einmal die Woche – das genügt! Stillstände sind normal und bei uns Frauen kann durch Wassereinlagerungen auch mal das Gewicht steigen. Jeder nimmt in seinem Tempo ab, keiner sollte sich unter Druck setzen oder sich etwas von anderen einreden lassen.
- Ich habe zu Beginn mein Essen abgewogen. Man kann auch eine App dafür nutzen, um zum Beispiel die Eiweißaufnahme zu kontrollieren. Das ist nicht zwingend notwendig und tut nicht jedem gut, beobachten Sie sich und entscheiden Sie, was Sie brauchen.
- Und noch ein Appell von mir: Bleiben sie wachsam! Schneller als gedacht schleichen sich schlechte (Ess-)Gewohnheiten wieder ein! Entdecken Sie den Genuss wieder! Nahrung ist der Treibstoff für unseren Körper und soll auch schmecken.

Wie ich heute esse

Ich habe die Operation als Gelegenheit genutzt, meine Ernährung zu überdenken, neu aufzustellen und Neues zu probieren. Wie ich bereits beschrieben habe (S. 108), begann ich gleich nach der Operation mit einer neuen Art der Ernährung, bei der ich zu 80 Prozent clean und möglichst zuckerfrei esse. Fertigprodukte esse ich kaum und ich koche überwiegend selbst. Wie ebenfalls schon erwähnt, rechne ich den Anteil von 80 Prozent auf den Monat verteilt, nicht auf einen Tag. So bleibt das Tagesziel die gesunde Ernährung. Achtzig Prozent über den Tag verteilt wären nicht so wirkungsvoll, denn dann würde ich durchs Hintertürchen 20 Prozent ungesunde Ernährung zulassen. Und schlechte Angewohnheiten breiten sich schnell über den Tag aus wie eine Krake mit tausend Tentakeln!

Durch diese Ernährung ist auch eine optimale Zufuhr von Vitaminen und Mineralstoffen gewährleistet. Supplementierung sollte kein Ersatz für eine möglichst mineral- und vitaminreiche Mischkost sein. Sie soll vielmehr unsere schlechtere Nahrungsverwertung nach Operation ausgleichen. Eine Ausnahme ist Vitamin B_{12}, das der Magen nicht mehr aus der Nahrung verwerten kann. Es muss über die Mundschleimhäute aufgenommen oder gespritzt werden.

Ernährungsumstellung ist sinnvoll

Nun habe ich das Glück, allein zu leben. Ich weiß, dass die Frage der Ernährung in einer Familie schwieriger sein kann. Trotzdem ziehe ich in Gedanken immer eine Augenbraue hoch, wenn Operierte mir sagen, das gleiche wie vor der Operation zu essen. Zwar ist es nicht zwingend notwendig, alles über den Haufen zu werfen, doch ich hatte erkannt, dass meine alte Ernährungsweise auch einen Beitrag zu meinen Gewichtsproblemen geleistet hatte. Das Weniger-essen-Können durch die Operation schützt nicht davor, nie wieder unter Gewichtsproblemen zu leiden. Und nach dem Abnehmen das Gewicht zu halten ist schließlich unser Ziel.

Wir allein stellen in dieser Zeit die Weichen für unser zukünftiges Essverhalten. Und auch, wenn danach nichts in Stein gemeißelt ist und wir vermutlich immer wieder nachjustieren müssen, so ist die Zeit nach der Operation eine einmalige Situation und wir tun gut daran, sie sinnvoll zu nutzen.

Ziele setzen

Ich finde es wichtig, sich vernünftige Ziele zu setzen. Niemand muss alles komplett ändern. Aber es spricht überhaupt nichts gegen das Ausprobieren. Wer zum Beispiel Hirse oder Pseudogetreidearten wie Amaranth, Quinoa und Buchweizen nicht kennt, sollte sie ruhig mal testen. Sie sind super gesund und enthalten viel Eiweiß, was immer von Vorteil ist. Ich esse auch kaum noch Nudeln und wenn, dann zum Beispiel solche aus Kichererbsen, da ich sonst bei der Mahlzeit nicht mein Eiweißziel erreiche. Das hätte ich mir vor der OP nie vorstellen können. Bis heute habe ich höchstens alle paar Monate mal das Bedürfnis, Nudeln aus Hartweizengrieß zu essen, und dann tue ich das auch.

Und noch etwas: Das Argument »Ich habe keine Zeit zum Einkaufen/Kochen/Sport machen…« lasse ich nicht gelten.

Die Operation mit allen Konsequenzen verlangt Zeit und man sollte sich nicht operieren lassen, wenn man nicht bereit ist oder keine Möglichkeit sieht, Änderungen in seinem Leben vorzunehmen.

Ich zitiere hier erneut Professor Weiner: »Ich operiere Sie am Magen, nicht am Kopf.«

Die nächsten sechs Monate – probieren, probieren, probieren

Die ersten sechs Monate waren geprägt durch eine schnelle Gewichtsabnahme, einige gesundheitliche Probleme mit Krankenhausaufenthalten und das langsame Herantasten an eine Form von Normalität.

In dieser Zeit hatte mir nichts mehr so gut wie vor der Operation geschmeckt und ich hatte mich sogar vor vielem geekelt. Das legte sich zum Glück in den folgenden Monaten. Der Appetit kam wieder, aber ich war mir nicht sicher, was ich davon halten sollte. Einerseits hätte es einen enormen Verlust an Lebensqualität bedeutet, wenn er nicht zurückgekommen wäre, andererseits war ich auch ein bisschen traurig, denn – obwohl ich noch sehr wenig aß – jetzt musste ich wieder stärker darauf achten, was ich wann esse. Mein Verhältnis zum Essen war immer noch gestört. Und auch, wenn meine große Versagensangst verschwunden war, nachdem ich den UHu geschafft hatte, so traute ich meinem Körper nicht und erwartete ständig einen Rückschlag, sprich die »unerklärliche« Zunahme.

Immer wieder gibt es Stillstände, in denen sich der Körper erholt und sich die Körperform verändert.

Im Kopf kam ich nicht mit der Gewichtsabnahme hinterher. Wenn ich mich in einem Schaufenster spiegelte, musste ich zweimal hinschauen oder erschrak und drehte mich nach der anderen Person um, die ich glaubte zu sehen – doch die andere Person war ich selbst.

Wirkliche Probleme bereitet mir das zwar nicht, doch ich habe jedes Gefühl für meine Kleidergröße verloren. Und – für Frauen vermutlich immer ein schwieriges Thema – mein Busen war von Körbchengröße C auf A geschrumpft. Ich finde das nach wie vor wunderbar und genieße es nun, auch mal Kleidung ganz ohne BH zu tragen. Während ich früher selbst nachts nicht ohne auskam, empfinde ich es heute als angenehm, ohne BH zu schlafen. Und, ja, der Busen hängt eine Etage tiefer. Ich finde es jedoch okay und es stand für mich nie zur Diskussion, mich hier einer Operation zu unterziehen.

Eine Wiederherstellungs-OP?

Wegen meines sehr schlechten Bindegewebes habe ich selbst unter dem Kinn Dehnungsstreifen davongetragen, von den Armen, Beinen und dem Bauch will ich gar nicht anfangen zu reden. Für mich spielte dennoch die Frage, ob ich durch die schnelle oder langsame Abnahme, ob mit oder ohne Sport die Rückbildung unterstützen kann keine wirklich große Rolle, denn diese Stellen waren unwiederbringlich zerstört und würden sich auch nicht mehr zurückentwickeln können.

Zuerst war es für mich also kein großes Thema, aber es wurde von meinem Umfeld immer wieder an mich herangetragen. Doch da ich mich gedanklich nicht damit auseinandergesetzt hatte, verweigerte ich mich zunächst. Mein Lieblingssätze lauten: »Über diese Brücke gehe ich, wenn es so weit ist«, und »Ich konzentriere mich jetzt auf das Abnehmen und darauf, hier das optimale Ergebnis zu erzielen«. Genau das ist auch mein Rat an Sie: Konzentrieren Sie sich darauf, was aktuell vor Ihnen liegt. Haben Sie Probleme mit Ihrer Haut, dann dokumentieren Sie das zum Beispiel mit Handyfotos, gehen Sie zum Hautarzt und lassen Sie sich behandeln. Mehr ist erst einmal nicht zu tun.

Ich hatte das Glück, hier wenig Probleme zu haben, wobei eine gute Körperhygiene selbstredend Voraussetzung ist. Viel hängt davon ab, wie das Fett verteilt war, aber letztendlich muss man abwarten, bis die Abnahme beendet und das Gewicht stabil gehalten wird. Auch das Alter spielt eine große Rolle. Da ich schon über vierzig war, und mit meinen vielen Dehnungsstreifen machte ich mir keine großen Hoffnungen, was Rückbildung angeht. Zu den Möglichkeiten über die Krankenkasse und meine weitere Entscheidung zu diesem Thema später mehr (S. 168).

Meine neue Ernährung

Nachdem der Appetit zurückgekommen war ich durch die steigende Menge, die ich essen konnte, verunsichert. Leider sind manchmal die Kommentare anderer Operierter oder nicht Operierter dazu alles andere als hilfreich. Ein Satz wie »Was, du kannst so viel essen!?« ist beängstigend.

Wichtig ist, sich immer wieder in Erinnerung zu rufen, dass wir sehr unterschiedlich sind und dass Art und Menge dessen, was wir essen können, sehr individuell sind.

Bei mir ist es tagesformabhängig, ja sogar innerhalb eines Tages unterschiedlich. Dazu spielt auch die Konsistenz des Essens eine große Rolle. Durch die Anastomose meines Mini-Magenbypasses kann Flüssiges mehr oder weniger ungehindert durchlaufen. Suppen oder Shakes beispielsweise kann ich somit in größeren Mengen konsumieren als feste Nahrung.

Mir immer etwas zu versagen, worauf ich Lust habe, macht mir schlechte Laune und führt nur dazu, dass ich ganz besessen davon werde. Erlaube ich mir aber eine Portion, ist es in der Regel für Monate abgehakt. Der Kopf brauchte nicht nur länger, um das neue Erscheinungsbild zu begreifen, sondern es dauerte auch lange, bis das Kopfkino nachließ, und bis dahin gab es manche Enttäuschung.

Leider schreibt sich so ein Satz viel leichter, als er sich umsetzen lässt. Da ist zum Beispiel der Geburtstagskuchen von Kollegen, zu dem ich im ersten Jahr fast immer nein sagte. Oder die Gelüste auf Dinge, die keine gute Eiweißausbeute mit sich bringen. Ich bin auch nicht immer konsequent und ergänze dann die Mahlzeit mit Eiweißpulver im Kaffee oder in anderen Getränken.

Die Sache mit dem Eiweiß

Während es in den ersten sechs Monaten sehr schwierig war, die empfohlene Eiweißmenge aufzunehmen, und ich deshalb fünf Mahlzeiten täglich aß, mich zum Essen zwingen musste und mir vieles wie Wackersteine im Magen lag, so entwickelte ich nun über die nächsten Monate ein Gespür dafür, was mir guttat und schmeckte. Die Blähungen ließen nach. Insbesondere der Tipp einer Ärztin, das Eiweißpulver in nicht zu großen Dosen zu verwenden, half mir sehr. Natürlich wurde dadurch das Einhalten der Pausen zwischen dem Essen und das Erreichen der Mindestmenge an Eiweiß erschwert. Leider verwerte ich Eiweiß nur schlecht und bin immer an der Untergrenze. Allzu viele Ausrutscher kann ich mir deshalb nicht erlauben.

Auch das ist eine Regel, die man immer im Hinterkopf haben muss, wenn man sich für die Operation entscheidet: Lebenslang konsequent sein!

Ich hatte im ersten Jahr kein gutes Bauchgefühl, wenn ich Fleisch aß. Das ging so weit, dass ich mich zeitweise vegetarisch ernährte. Im Grunde eine gute und gesunde Ernährungsweise, leider rutschte mein Eiweißwert im Blut ab und trotz aller Versuche, dies zu kompensieren, gelang es mir nicht. Also baute ich wieder mehr Fleisch ein, wobei Fisch und Geflügel ganz gut gingen, aber mir besonders das rote Fleisch schwerfiel. Das ist nicht weiter verwunderlich, viele Operierte kämpfen mindestens in der Anfangszeit mit dem faserigen Fleisch von Schwein und Rind. Je fester das Fleisch ist, desto schwieriger ist die

Verdauung. Immer gut kauen ist unerlässlich! Besonders was schwer verdaut wird, muss gut durchgekaut werden.

Nach dem Ausflug in die vegetarische Ernährung und dem Erschrecken über den daraufhin schlechten Blutwert ging ich wieder sorgfältiger mit meiner Ernährung um. Es ist erstaunlich, wie schnell sich schlechte Gewohnheiten einschleichen und gute Gewohnheiten abschleifen. Ich möchte nicht damit sagen, dass vegetarische Ernährung nach einer solchen OP unmöglich ist, aber für mich hat sich nicht funktioniert. Wer dazu Fragen hat, bespricht sie am besten mit den behandelnden Ärzten und Ernährungsberatern. Speziell von der veganen Ernährung nach der OP wird jedoch abgeraten.

Die Operation habe ich immer als Chance gesehen, meine Ernährung neu aufzustellen. Früher aß ich zum Beispiel Reis sehr gerne, heute esse ich ihn ein bis zweimal im Jahr. Obwohl ich Hirse und Pseudogetreide bereits vor der Operation sehr gerne gegessen habe, habe ich beides als Alternative zu Reis wiederentdeckt. Bei Pseudogetreide handelt es sich um getreideähnliche Körner wie Buchweizen, Quinoa und Amaranth, die aber botanisch nicht zu den Getreiden gezählt werden. Neben vielen Mineralien enthalten sie auch deutlich mehr Eiweiß als Getreide.

Als meine Verdauung wieder voll arbeitete, entdeckte ich auch Hülsenfrüchte wieder mehr für mich. Auch sie liefern viel Eiweiß und sind sehr gesund. Überhaupt begann ich, langsam Freude an Ernährung zu finden, und experimentierte mehr mit Lebensmitteln sowie Kräutern und Gewürzen. Mein Gewürzregal hat sich locker verdoppelt, wobei ich ein Faible für Fertigmischungen habe, zum Beispiel einen mexikanischen Allrounder oder ein Hähnchengewürz. Aber auch Gewürze wie Estragon oder Piment haben bei mir Einzug gehalten. Früher waren auch meine Gemüse- und Obstauswahl sehr begrenzt, heute teste ich besonders gerne Gemüsesorten wie zum Beispiel Mairübchen, die ich davor nicht kannte.

Kleine Helfer

Ich habe im ersten Jahr einiges ausprobiert, zum Beispiel hatte ich mein Handy so eingestellt, dass es mich mit einem Klingelton daran erinnerte, ein Supplement einzunehmen. Apps wie zum Beispiel My-Therapy oder mediteo, die kostenlos heruntergeladen werden und individuell eingestellt werden können, können hier auch helfen. Für mich haben sie sich allerdings nicht bewährt, da ich immer mal unterwegs oder in Besprechungen bin. Ich nehme immer meinen Dispenser für einen Tag mit und habe darin alle Medikamente und Supplemente aufgeteilt. Er steht auf meinem Schreibtisch neben meinem Getränk. Das klappt gut für mich.

In dieser Zeit sparte ich es mir allerdings oft, mein Essen in eine App einzutragen, weil es mich manchmal nervte. Doch die App hat viele Vorteile, unter anderem den, dass ich mit ihrer Hilfe sehr schnell merkte, häufiger zu grasen, also ständig zu essen. Diese App hilft mir noch heute, meine Kalorienaufnahme zu begrenzen und ausreichend Eiweiß zu essen. Ich verschätze mich leicht, und auch, wenn sich mittlerweile die Portionsgröße eingependelt hat, so bleiben doch alte Gewohnheiten bestehen. Dazu gehört, immer den Teller leerzuessen oder nichts wegwerfen zu wollen. Es verlangt mir einiges ab, die letzten zwei Bissen auf dem Teller liegenzulassen. Doch hier gilt: Wehret den Anfängen!

Ich esse weniger süß

Natürlich aß ich nun auch hin und wieder etwas Süßes. Ich hatte fast gehofft, es werde mir vielleicht nicht mehr bekommen, wurde aber enttäuscht. Aber durch die sechs Wochen Flüssignahrung und meine Abneigung gegen die künstlichen Geschmacksrichtungen von Shakes war ich relativ entwöhnt. Vieles war mir jetzt zu süß und ist es auch heute noch. Ich bin wählerischer geworden und mir genügt beim Kuchenbacken häufig nur die Hälfte an Zucker. Ich ersetze ihn auch gerne komplett zum Beispiel durch Apfelmus oder anderes Obst. Auf Ersatzprodukte verzichte ich, weder Stevia noch andere Süßungsmittel konnten mich bisher überzeugen. Von den abführend wirkenden Zuckeralkoholen bekam ich krampfartige Magenschmerzen. Aus all diesen Gründen süße ich sparsamer und baue lieber Obst in meinen Speiseplan ein.

Worauf ich schwer verzichten kann

Viele verzichten völlig auf Brot oder essen das ebenso kohlenhydratreiche Obst nur ausnahmsweise oder zumindest nicht täglich. Ich liebe beides zu sehr, esse aber dennoch nur eine Scheibe Brot und eine Handvoll Obst pro Tag. Ich »brauche« am Tag meine Scheibe echtes Brot. Meine Versuche mit Oopsies (Low-Carb-Brötchen aus Eiern, Frischkäse oder Quark und Gewürzen) oder Eiweißbrot waren durchweg Fehlschläge. Ich kann die Menge an Brot zwar begrenzen, aber dann soll es bitteschön ein gutes Brot sein, das ich auch gerne selbst backe. Hin und wieder gönne ich mir am Wochenende auch mal ein Baguettebrötchen. Damit muss ich allerdings vorsichtig sein, denn Weißbrot verleitet mich phasenweise dazu, mich ungesünder zu ernähren und auch den Belag nicht mehr optimal auszuwählen. Warum das so ist? Vielleicht spielen Erinnerungen aus der Kindheit eine Rolle, vielleicht der Zucker im Brot oder die Tatsache, dass ich mit Weißbrot schneller wieder Hunger bekomme.

Leider muss ich auch mit Dinkelvollkornbrot ebenso aufpassen. In Zeiten, in denen meine Hormone verrücktspielen, könnte ich eine Scheibe nach der anderen essen und scheine keine Kontrolle über mein Essverhalten zu haben. Ich habe deshalb keine Brotvorräte, stattdessen friere ich eine Wochenration ein, hole die Scheiben portionsweise raus und toaste sie.

Jeder entwickelt so seine Tricks. Es gibt aber Lebensmittel, die ich überhaupt nicht horten darf, da ich mich dann einfach nicht beherrschen kann. Alles aus der Kategorie salzige Snacks ist für mich ein Problem. Ich kaufe so etwas nicht ein, weil ich weiß, dass ich zu Hause so lange davon esse, bis die Tüte leer ist und meine Ernährung in der Zeit fast nur aus dem Zeug besteht. Was gut funktioniert, sind selbst gebackene Cracker. Die sind auch crisp und lecker, aber nicht so suchterzeugend und ich kann mich besser beherrschen.

Jeder muss einen Weg für sich finden

Jeder muss in dieser Phase testen, wie er am besten auf seine empfohlene Eiweißmenge kommt, was er verträgt und worauf er nicht verzichten möchte, auch wenn es vielleicht nicht alle Voraussetzungen gesunder Ernährung erfüllt. Wir dürfen auch nicht zu viel von uns erwarten. Dazu kommt der Einfluss unseres Umfelds. Wer Kinder und Partner hat, kann nicht einfach alles aus dem Haus verbannen, was nicht in den Speiseplan passt. Dann ist eine Menge Selbstdisziplin gefragt.

Doch sollte man nicht automatisch bei sich selbst Abstriche machen, sondern mit der Familie besprechen, inwieweit sie sich der gesunden Ernährung anschließen.

Ein gesunder Lifestyle ist schließlich auch für Partner und Kinder positiv. Das kann man jedoch nur gemeinsam schaffen und alle müssen Kompromisse eingehen.

Fest steht: Was man nicht im Haus hat, das lockt auch nicht und kann folglich auch nicht gegessen werden. Eine Freundin hat sich zum Beispiel angewöhnt, Süßigkeiten nur zu essen, wenn sie unterwegs ist und Lust darauf hat. Sie gönnt sich also auch mal eine Ausnahme, entzieht sich aber der ständigen Versuchung, die ein Vorrat an Süßem zu Hause für sie bedeuten würde.

Was gegen Gelüste hilft

Ich habe gemerkt, dass bei mir auch Ablenkung hilft, zum Beispiel im Büro weiterzuarbeiten, statt eine Pause zu machen. Auch Spazierengehen oder ein Buch lesen hilft. Ich koche mir auch gerne einen Tee (ein warmes Getränk füllt den Bauch) oder putze mir die Zähne (das signalisiert dem Gehirn, dass man mit dem Essen fertig ist). Manchmal nützt das alles nichts. Auch das Hadern mit der Frage, warum es mich nicht nach einer schönen Schüssel Brokkoli gelüstet, sondern es die Pizza oder das Stück Kuchen sein muss, ist sinnlos. Ich gönne es mir und versuche einen Kompromiss, indem ich nur ein Stück Pizza esse oder ein Stück Obstboden statt der Sahnetorte. Das funktioniert erstaunlich gut. Trotzdem, manchmal ist es eben doch die Sahnetorte. Wichtig ist, danach wieder gesund zu essen. Früher habe ich den Fehler gemacht und gedacht: »Jetzt ist es eh egal«, und den Rest des Tages nur Ungesundes gegessen oder komplett aufgegeben. Immer am Ball bleiben ist wichtig und Ausrutscher mit Genuss und ohne Reue gegessen gehören dazu.

Die nächsten zwölf Monate – Warnschuss inklusive

Nach zwölf Monaten stand ein weiteres Follow-up an und ich war sehr nervös. Für mich sind diese Follow-ups wichtig und notwendig, aber ich habe auch immer das Gefühl, geprüft zu werden. Meine Blutwerte waren in Ordnung und ich hatte 60 Kilogramm verloren, inklusive der Abnahme als Vorbereitung auf die Operation.

Damit hatte ich eine aus ärztlicher Sicht wichtige Marke geknackt, denn ich hatte einen BMI (Body-Mass-Index) von unter 30. Somit galt ich nicht mehr als adipös.

Dieses Ziel ist nicht für jeden realistisch. Aus gutem Grund ist man von ärztlicher Seite immer sehr darauf bedacht, keine Ziele vorzugeben.

Mich beeindruckte das wenig, während mir der UHu sehr viel bedeutet hatte. Und dann war da noch ein Traum, den ich mir gerne erfüllen wollte, aber unsicher war, ob ich das je erreichen oder gar halten konnte: ein »normaler« BMI. Ich müsste also unter einen BMI von 25 kommen. Es war natürlich nur ein Traum und für jemanden wie mich, der ein Leben lang stark übergewichtig und deutlich über 40 war, auch etwas unrealistisch.

Nach dem Follow-up war ich erst einmal sehr zufrieden und fragte mich, wie es wohl weitergehen würde. Würde ich noch abnehmen oder wollte ich nicht lieber etwas Normalität – was auch immer das nach der Operation bedeuten sollte. Und konnte ich das steuern?

Nach den zwölf Monaten hatte ich schon eine Menge erreicht. Die Frage war nun, ob ich mehr wollte – sprich, noch weniger wiegen. Hatte das überhaupt Sinn? Die Auskunft der Ärzte lautete immer, das Gewicht werde sich einpendeln. Ich konnte damit nicht so viel anfangen und war mir unsicher, ob ich so weit abnehmen sollte wie möglich, auch auf die Gefahr hin, das Gewicht dann nicht halten zu können und wieder frustriert zu werden, oder sollte ich lieber bei einem vernünftigen Gewicht aufhören? Fest stand, dass ich mittlerweile sehr genau aufpassen musste, was ich aß, damit ich weiter abnahm. Es wurde immer schwerer, weiter abzunehmen, und die Pausen dazwischen wurden immer länger.

Wer wie ich ein Leben lang übergewichtig war, Probleme mit der Portionskontrolle und eine schnelle Gewichtszunahme kennt, der entwickelt nicht einfach ein natürliches Verhältnis zum Gewicht.

Plötzlich nehme ich zu

Ich blieb erst einmal dabei, weiter auf meine anvisierte Kalorienmenge, die zum Abnehmen geeignet war, zu achten. So nahm ich einige Wochen auch weiter ab. Doch dann kam eine Phase, in der ich über Wochen jede Woche etwas zunahm. Zu Beginn war ich erstaunt, dann enttäuscht. Ich fragte mich, was ich wohl falsch machte oder ob ich bereits den Tiefpunkt erreicht hätte und nun wieder die zehn Prozent von dem Gewicht nach der OP zunehmen würde, die statistisch gesehen wahrscheinlich sind. Nachdem ich etwas nachlässiger beim Eintragen in die Ernährungs-App geworden war und auch die ein oder andere Sünde wie ein Eis oder ein Stück Kuchen auf dem Essenplan gestanden hatte, ohne dass ich an anderer Stelle eingespart hatte, entschloss ich mich, wieder genau zu dokumentieren, was ich aß, und eine bessere Auswahl zu treffen.

Doch auch in der kommenden Woche nahm ich zu. Ein genauerer Blick auf meine Einträge gab mir eine Erklärung: Meine Portionen hatten sich so weit vergrößert, dass ich nicht mehr wie bisher fünf Mahlzeiten essen durfte. Die fünf Mahlzeiten hatte ich mir aber angewöhnt und als Gewohnheitstier tat mir das insgesamt auch gut. Ich besprach mit der Ernährungsberaterin, nun auf drei Hauptmahlzeiten umzusteigen und zwei Snacks einzuplanen.

Ich hatte in diesen Wochen sechs Kilogramm zugenommen und dadurch einen schweren Dämpfer erhalten, doch hatte ich schnell reagiert und mit der Ernährungsberaterin gesprochen. Leider sind mir immer wieder Mitpatienten begegnet, die aus Scham zu lange gewartet haben, Follow-up-Termine deshalb ausfallen ließen und plötzlich statt mit sechs Kilo – wie in meinem Fall – mit 30 bis 40 Kilo Zunahme zu kämpfen hatten. Und wir alle wissen, wie mühselig es ist abzunehmen. Eine weitere Operation ist hier sehr selten die Lösung.

Ich hatte mir die Zunahme schöngeredet

Was mich an der Sache am meisten ärgerte war, dass ich mir die Gewichtszunahme einige Wochen lang schöngeredet hatte. Natürlich sollte man nicht wegen ein bis zwei Kilo in Panik ausbrechen, denn wir Frauen haben solche Gewichtsschwankungen bereits durch die üblichen Hormonschwankungen. Trotzdem: Während ich dies schreibe, erinnere ich mich genau an die Jahre davor, als ich bei jeder neuen Zehnermarke eingeredet habe: »Es fehlen nur ein bis zwei Kilo, dann bin ich wieder unter 80/90/100 …« Wir neigen eben dazu, uns Dinge schönzureden, und mir war bis zuletzt nicht aufgefallen, dass meine Ziele und die eingeplante Zeitspanne immer unrealistischer wurden. Ich hatte völlig den Blick für die Realität und für realistische Ziele verloren.

Jeder Weg beginnt mit dem ersten Schritt und in diesem Fall bedeutet der erste Schritt, ein Problem zu erkennen und anzuerkennen. Sich realistische Ziele auch in Hinblick auf eine gesunde Ernährung zu setzen. Ich muss mich auch nach der OP immer wieder hinterfragen und korrigieren, darf dabei aber gleichzeitig wegen meiner Vorgeschichte mit depressiven Episoden und Angstzuständen nicht verkrampfen und mich zu sehr unter Druck setzen. Eine Balanceakt, denn der Alltag ist stressbehaftet und ein Auslöser für Ängste, genauso wie für eine fett- oder zuckerlastige Ernährung.

Wie ich heute mit Stress umgehe

Stress ist ein Auslöser für ungesundes Essen und letztlich auch für die Gewichtszunahme. Ich habe in der Verhaltenstherapie viele Arten, mit Stress besser umzugehen, gelernt. Eine Verhaltenstherapie kann auch für Sie wertvoll sein, um den besseren Umgang mit Stress zu lernen.

Ich habe erkannt, dass mein Umgang mit Stress in der Vergangenheit nicht gut war. Mal versuchte ich, Stress zu umgehen, mal ihn »wegzukauen«. Immer ärgerte ich mich maßlos und suhlte mich gerne in Selbstgerechtigkeit und Wut. Nicht sehr produktiv und ein Grund für mein Übergewicht. Langfristig kann ich also nur erfolgreich mein Gewicht halten, wenn ich Stress besser begegne. Auch bei mir ist das ein Thema, das ich ständig bearbeiten muss.

Heute habe ich vieles in meinem Denken geändert, denn Probleme entstehen manchmal nur in unserem Kopf und verursachen Stress, weil wir eine Situation eher negativ als positiv bewerten. Ich bespreche deshalb gerne Situationen oder Informationen mit anderen. Oft hilft es, aus einer anderen Perspektive einen neuen und entspannteren Blick auf die Ausgangslage zu gewinnen. Und natürlich musste ich auch feststellen, dass ich rückblickend eine Situation nicht immer richtig bewertet und darauf reagiert habe. Doch auch hier habe ich gelernt, nicht nur respektvoll mit anderen, sondern auch mit mir umzugehen. Ich darf Fehler machen!

Es liegt an uns selbst

Wir müssen erkennen, dass der Erfolg immer von uns selbst abhängt und von unserer Bereitschaft, Änderungen in unserem Alltag vorzunehmen. Nicht immer ist es angenehm für uns, oft verlangt es Disziplin.

Auch das Umfeld spielt eine große Rolle. Es kann hilfreich, ja notwendig sein, sich von Menschen, die uns schaden, zu trennen oder wenigstens zu distanzieren. Oft müssen wir zuerst lernen, anderen Grenzen zu setzen und deren Einhaltung auch einzufordern.

Daran hindert uns oft mangelndes Selbstwertgefühl, das ich nur zu gut kenne. Als Kind wurde ich dazu erzogen, nett zu sein. Besonders Mädchen wollen gefallen und glauben, nur geliebt und gemocht zu werden, wenn sie nett sind und immer für andere sind. Das ist einerseits eine wunderbare menschliche Qualität, doch kombiniert mit mangelndem Selbstwertgefühl kann es bis zur Selbstausgabe führen. Deshalb ist es manchmal notwendig, innezuhalten und sich zu fragen: »Was will ich eigentlich, was tut mir gut?«

Ich versuche, das Verhältnis zu meiner Mutter zu verbessern

Bei mir trat nach dem Tod meines Vaters die nicht ganz einfache Beziehung zu meiner Mutter und meinem Bruder stärker in den Vordergrund. Ich habe dann versucht, insbesondere das Verhältnis zu meiner Mutter zu verbessern, indem ich einen intensiveren Kontakt suchte und Themen ansprach, die mich betrafen. Die Gespräche verliefen immer ähnlich, ich empfand sie selten als wirklich gut, und die erhoffte Veränderung brachten sie auch nicht. Und ihr zu verzeihen ist mir bis heute nicht gelungen. Etwa ein Jahr später zog ich die Konsequenzen und brach den Kontakt zu meiner Mutter und zu den anderen Familienmitglieder ab. Die einzige Ausnahme ist meine Tante Doris, mit der ich bis heute in engem Kontakt stehe, und meine Tante Ursula, mit der ich einen losen Facebook-Kontakt pflege.

Ich bin erleichtert

Nun landete ich zuerst in einem Wechselbad der Gefühle. Da war zuerst ein tiefes Schuldgefühl, schließlich handelt es sich um meine Mutter, und sie war erst vor über einem Jahr Witwe geworden. Dann war da auch eine erstaunliche und für mich erschreckende Erleichterung.

Nach einigen Tagen spürte ich auch körperliche Veränderungen bei mir. Der Knoten, der sich immer irgendwie in meiner Körpermitte zu befinden schien, löste sich auf.

Ich bemerkte deutliche Verbesserungen meines Wohlbefindens. Es war, als könnte ich wieder richtig durchatmen. Doch natürlich ist es nach wie vor ein sehr emotionales Thema, das mich auch während des Schreibens darüber belastet. Letztendlich werde ich mich meiner Verantwortung nicht entziehen können und in dem Moment, in dem meine Mutter zum Beispiel pflegebedürftig würde, würde ich mich ihr stellen.

Wie werden Familie und Freunde reagieren?

Als Nächstes musste ich es meiner Tante Doris vermitteln. Wie würde sie reagieren? Da ich Probleme gerne direkt angehe, rief ich sie an und erzählte ihr, was los war. Sie war, wie erwartet, nicht meiner Meinung. Es ist immer schwer, Gefühle zu vermitteln und dem Gegenüber klarzumachen, dass es meine Gefühle sind, ich ein Recht dazu habe und nur daraus auch handeln kann. Immerhin erklärte sie sich schließlich bereit, meine Entscheidung zu akzeptieren. Dafür bin ich ihr sehr dankbar, doch auch der Kontakt zu ihr ist und bleibt für mich emotional belastet. Ich habe mich zu einem gewissen Teil damit abgefunden, dass das Verhältnis zu meiner Familie gestört ist und es auch bleiben wird, und musste lernen, meine Gefühle anzuerkennen und danach zu handeln.

Meine Freunde, von denen einige meine Mutter persönlich kannten, reagierten zu meinem größten Erstaunen – schließlich ist der Bruch mit der Mutter auch ein Tabubruch – völlig unproblematisch. Alle akzeptierten es bzw. unterstützen mich sogar in meiner Entscheidung und fanden sie nachvollziehbar. Das zeigt auch, wie blind ich lange war, denn einige meiner Freunde hatten natürlich schon lange bemerkt, dass mir die Familie nicht guttat.

Es dauert, bis eine neue Normalität eintritt

Es dauerte viele Wochen, bevor die Normalität wieder Einzug in mein Leben hielt. Diesmal war es eine glücklichere und entspanntere Normalität. Es erstaunt mich immer noch, wie viel Stress der Kontakt mit meiner Familie in mein Leben gebracht hatte und um viel entspannter ich nun durchs Leben gehe.

Eigentlich schrecklich so zu empfinden – aber können Gefühle falsch sein? Müssen wir uns dafür schämen? Ich beantworte das an dieser Stelle für mich mit »Nein«, denn ich habe lange gegen meine Gefühle und meinen Körper angekämpft und musste erkennen, dass es nur im Einklang mit Körper und Seele ein glückliches und erfülltes Leben geben kann.

Ich habe immer versucht, meine Pflichten als Tochter, Enkelin und Schwester zu erfüllen. Über Jahre habe ich gelitten und hingenommen, auch durch mein schwaches Selbstwertgefühl bedingt. Ich dachte, es nicht verdient zu haben, dass man mich liebte und fürsorglich war.

Ein bisschen Egoismus ist richtig und wichtig!

All das habe ich zusammen mit meinem Übergewicht abgelegt. Dazu habe ich auch die Erkenntnis erlangt, dass es in Ordnung ist, nicht den Erwartungen zu entsprechen und für andere Menschen ohne Wenn und Aber da zu sein.

Bewegung hilft gegen Stress

Neben der emotionalen Befreiung war es für mich auch wichtig, wieder in Bewegung zu kommen, um Stress abzubauen. Vor meiner Operation war Bewegung für mich anstrengend und mit Schmerzen verbunden. Und doch ist es sinnvoll, vorbereitend schon vor der Operation mit Bewegung zu beginnen.

Wir machen gerne den Fehler, zu viel auf einmal zu wollen. Wir kaufen uns das Trainingsvideo einer »Fitnessgöttin« und erwarten, ohne Probleme mitzuhalten und spätestens nach zehn Tagen auszusehen wie sie. Doch diese Menschen haben in der Regel eine Menge mehr getan als nur 60 Minuten Training am Tag. Von »guten Genen« und Schönheitsoperationen ganz zu schweigen.

Also zurück aus Wolkenkuckucksheim und willkommen auf der Erde! Bewegung ist jeder Schritt, den wir zusätzlich machen. Lassen Sie Ihr Auto stehen und gehen Sie öfters zu Fuß und, ja, Sie wissen es: Nehmen Sie die Treppe statt des Fahrstuhls. Unser Schweinhund ist ein fieses Tier – meiner hat auch heute noch schräge Ideen: Habe ich an einem Tag, an dem ich abends eine Sporteinheit eingeplant habe, eine Treppe vor mir, dann flüstert er mir gerne ein, dass ich doch ruhig den Fahrstuhl nehmen kann, schließlich mache ich heute noch Sport. Ich würde lügen, wenn sagte, dass ich dem fiesen Kerl immer widerstehen kann.

Vor der Operation begann ich mit Spaziergängen, ganz entspannt, einen Fuß vor den anderen setzend, gerne auch mit dem Ziel, irgendwo einen Kaffee zu trinken. Als Nächstes meldete ich mich in einem Fitnessstudio an, dabei war mir wichtig, eines zu finden, in dem ich mich wohlfühlte und wo man individuell auf mich und meine Situation einging. Ich fing damit an, einmal die Woche ins Fitnessstudio zu gehen und 20 bis 30 Minuten mit Pausen zu trainieren. Allmählich ging ich immer häufiger, bis ich schließlich jeden zweiten Tag das Fitnessstudio besuchte oder walken ging. Auch ein Sportverein oder eine Laufgruppe ist eine Option. Erkundigen Sie sich, was bei Ihnen angeboten wird, und machen Sie den ersten Schritt. Und selbstverständlich sollte es etwas sein, das Ihnen Spaß macht – aber bleiben Sie auch hier realistisch.

Ich zum Beispiel liebe das Fitnessstudio nicht und das Arbeiten mit den Gewichten bereitet mir keine Freunde, aber mir war klar, dass das für mich der beste erste Schritt ist, meine Fitness zu verbessern. Nach der Operation fing ich gefühlt wieder bei null an. Ich wusste, dass Kurseinheiten über 60 Minuten zu Beginn zu viel für mich waren und ich erst meine Grundfitness verbessern musste. Später konzentrierte ich mich auf Pilates und Yogakurse und gehöre mittlerweile einem kostenlosen Lauftreff an, wo ich einmal die Woche Nordic Walking mache. Und, ja, sonntags gehe ich immer noch gerne spazieren und kehre gerne in ein Café für eine kleine Erfrischung ein.

All das hilft mir, Stress abzubauen. Der Kontakt mit anderen sportlichen Menschen unterstützt mich dabei, die Perspektive zu verändern, und in meinem Fall half es mir auch, aus meinem Schneckenhaus herauszukommen. Heute merke ich, wie ich nach jeder Sporteinheit deutlicher entspannter herausgehe, als ich hineingegangen bin.

Auch im Alltag Stress abbauen

Stress auch im Alltag zu reduzieren ist ebenfalls sehr wichtig. Ich habe Schritt für Schritt – und hier heißt es geduldig sein – darauf verzichtet, mich ständig über die Ärgernisse des Alltags aufzuregen. Ob es sich um die verspätete Bahn oder den nervenden Kollegen handelt, wir können selten Einfluss nehmen, sondern müssen lernen, mit der Situation besser, positiver umzugehen. Ist zum Beispiel die Bahn zu spät, dann gehe ich einen Kaffee trinken oder erledige etwas. Auf keinen Fall sitze ich herum, brüte vor mich hin und werde immer wütender.

Wut kostet Kraft, ändert nichts an der Situation und am Ende des Tages fragen wir uns, wo unsere Energie geblieben ist. Im Ärger über den Kollegen kann ich mir überlegen, ob es sinnvoll ist, ihn anzusprechen: Habe ich gute Argumente? Kann ich im Gespräch sachlich bleiben?

Manchmal hilft es, eine Nacht darüber zu schlafen, um ruhiger zu werden und Dinge in die richtige Perspektive zu rücken. Ich versuche, mich in die andere Person hineinzuversetzen, und nicht selten entwickle ich Verständnis für deren Standpunkt. Empathie ist hier das Zauberwort. Es ist kein Fehler, ein guter Mensch zu sein. Ganz im Gegenteil: Es tut mir gut, gut zu sein und mit dem Gefühl ins Bett zu gehen, gegenüber anderen nett und hilfsbereit gewesen zu sein. Der Bösewicht zu sein macht nur in Hollywoodfilmen wirklich Spaß!

Was auch immer für Sie das Beste ist:
Tun Sie sich etwas Gutes und achten Sie auf sich.

Auch Meditation oder Progressives Muskeltraining nach Jacobson können helfen, für mich aber funktioniert es leider nicht. Stattdessen gehe ich gerne raus oder atme wenigstens bei geöffnetem Fenster mehrfach tief ein und aus. Manchmal mache ich Musik an und tanze wild durch den Raum oder singe dazu. Das habe ich sogar schon im Büro, sehr zum Amüsement meiner Kolleginnen und Kollegen, gemacht. Ich lege mich auch wenigstens einmal die Woche in die Badewanne, das warme Wasser entspannt meine Muskeln und ich lasse meine Seele baumeln, um danach wunderbar zu schlafen. Auch Ablenkung vom Alltag tut gut: Ich schaue mir gerne Krimis an und lese gerne Krimis oder Biografien. Ich gehe gerne Essen oder ins Kino. Ich lasse mir die Nägel machen und gönne mir auch hin und wieder eine Gesichtsbehandlung.

Und noch etwas: Stress ist kein Bösewicht! Es geht nicht darum, dem Stress immer aus dem Weg zu gehen. Vielmehr muss man lernen, mit schwierigen Situationen besser umzugehen und Herausforderungen positiver zu begegnen. Ganz im Gegenteil – es kann sogar sinnvoll sein, uns zusätzlich zu »stressen«, indem wir uns lang gehegten Wünschen und Herausforderungen stellen!

Kurz und gut

Zusammenfassend kann man sagen: Stress abbauen und besser mit Stress umgehen ist wichtig für den weiteren Erfolg nach der Operation! Suchen Sie sich Möglichkeiten, Stress abzubauen, und lernen Sie, Ihre Kräfte sinnvoll einzusetzen. Probieren Sie verschiedene Sportarten und Entspannungsmethoden aus, um Ihren Weg zu finden. Seien Sie gnädig mit sich. Sie dürfen Fehler machen!

Kapitel 4
Fragen, die sich mir gestellt haben

Die Operation hat Konsequenzen, die sich auf das ganze Leben auswirken. Weil einige Nährstoffe nicht mehr ausreichend mit der Nahrung zugeführt werden können, müssen sie durch Nahrungsergänzungsmittel aufgenommen werden. Doch wie sieht das genau aus – und welche Ernährung ist jetzt die gesündeste? Diese und einige Fragen mehr haben sich mir nach der Operation gestellt. Hier fasse ich für Sie die wichtigsten zusammen.

Wie gewährleiste ich eine ausreichende Eiweißzufuhr?

Eiweiß ist ein Grundbaustein für unseren Körper. Unsere Muskeln und damit auch unser Herz bestehen aus Eiweiß und benötigt zur Erneuerung der Zellen ständigen Nachschub.

Die Empfehlung lautet, täglich etwa 0,8 Gramm pro Kilo Körpergewicht zu sich zu nehmen.

Für Patienten mit Mini-Magenbypass wird eine tägliche Aufnahme von 60 bis 80 Gramm empfohlen.

Das hört sich erst einmal überschaubar an, erfordert aber in der Umsetzung viel Disziplin. Bedenken Sie, dass wir deutlich geringere Mengen als Unoperierte essen, auch noch Jahre nach der Operation. Außerdem wird durch die neue Verbindung zwischen Magen und Dünndarm die Nahrung schlechter verwertet. Zu Beginn sind 60 Gramm deshalb eine Herausforderung.

Heute, drei Jahre nach der Operation, versuche ich, täglich 80 bis 90 Gramm zu schaffen. Das erreiche ich nur, indem ich bei jeder Mahlzeit Eiweiß esse (Low-Carb-Rezepte sind hier sehr hilfreich) und auch weiterhin mit Eiweißpulver ergänze. Trotzdem erreiche ich damit nur den erforderlichen unteren Eiweißgrenzwert im Blut, was allerdings nur eine begrenzte Aussagekraft hat. Das kann bei jedem Patienten anders sein.

Es gibt auch Tage, an denen ich mal mehr Eiweiß zu mir nehme. Dabei sollte man aber immer im Auge behalten, dass Eiweiß über die Nieren verarbeitet wird, und »viel hilft viel« kontraproduktiv sein kann, weil es die Nieren zu sehr belasten könnte. Um die Nieren zu entlasten, ist es deshalb wichtig, ausreichend und regelmäßig über den Tag zu trinken.

Wie gehe ich mit Supplementen um?

Wer sich auf eine bariatrische Operation vorbereitet, erfährt auch, dass er sein Leben lang Vitamine und Mineralien supplementieren muss. Und nicht nur das, man muss auch Dosierung und Wirkung sehr genau im Blick haben.

Durch die Operation verändert sich die Verwertung der aufgenommenen Nahrung und damit auch der darin enthaltenen Vitamine und Spurenelemente.

In Magen und Darm sind bestimmte Areale für die Aufnahme und Weiterleitung der verschiedenen benötigten Baustoffe des Körpers zuständig. Deshalb muss der Supplemente-Cocktail, der täglich eingenommen werden soll, auf die Art der gewählten bariatrischen Operationsmethode abgestimmt werden.

Wie das für meine spezielle Operationsmethode aussieht, habe ich von der Ernährungsberaterin in der Klinik erfahren und bekam zusätzliches Infomaterial für zu Hause mit.

Ich befülle einmal pro Woche meinen Dispenser, der in Wochentage aufgeteilt ist, die wiederum vier Unterteilungen in morgens, mittags, abends und nachts besitzen. Sonst verliere ich die Übersicht über das, was ich alles einnehmen muss und wann.

Leider bemerkt man Vitamin- und Mineralstoffmängel nicht unbedingt. Diffuse Beschwerden wie Müdigkeit oder Konzentrationsmangel lassen sich auch auf den schlechten Schlaf von letzter Nacht oder andere Alltagsgeschichten schieben. Andere Mängel machen sich nur langfristig bemerkbar.

Was muss supplementiert werden?

Kalzium zum Beispiel gehört dazu. Es kann eine Osteoporose entstehen, die durch eine geringere Knochendichte ausgelöst wird. Dann ist es aber schon zu spät, denn die geringe Knochendichte kann nicht mehr rückgängig gemacht werden. Häufige Knochenbrüche und Zahnausfall können die Folge sein. Die tägliche Kalziumzufuhr sollte 1000 bis 1500 mg betragen, in 500-mg-Dosen über den Tag verteilt eingenommen. Der Körper kann die Gesamtmenge nicht auf einmal resorbieren. Ich nehme es vormittags und abends ein (im Dispenser sortiere ich es bei Mittag und Nacht ein).

Eisen ist ebenfalls ein sehr wichtiges Thema. Deshalb sollte man immer versuchen, Eisen über die Nahrung oder ein orales Nahrungsergänzungsmittel aufzunehmen. Ich konnte zum Glück in den ersten zwei Jahren auf die Einnahme von Eisen als Supplement weitestgehend verzichten. Ein- bis zweimal pro Woche eine Eisentablette reichte aus, um meinen Eisenwert im Normbereich zu halten. Zusätzlich habe ich auf Rat von Professor Weiner etwa einmal pro Woche Kalbsleber oder Blutwurst gegessen. Auch andere eisenreiche Lebensmittel, zum Beispiel Kürbiskerne, baue ich gerne in meine Mahlzeiten ein. Mittlerweile versuche ich, mit durchwachsenem Erfolg, eine kleine Dosis in Form eines Pulvers einzunehmen. Ob dies auf Dauer funktioniert und meinen Eisenwert stabil hält, wird die Zukunft weisen.

Um einem Mangel vorzubeugen, auch immer darauf achten, Eisen nicht zusammen mit Kaffee, Kalzium und kalziumhaltigen Lebensmittel wie Milchprodukten zu nehmen, denn sie blockieren die Aufnahme. Und es ist wichtig, dass zwischen der Kalzium- und der Eisenaufnahme mindestens zwei Stunden liegen. Ist ein Mangel erst festgestellt, ist es sehr schwer, ihn zu kompensieren. Leider wird Eisen von vielen Patienten nur schlecht vertragen, da es den Magen angreift. Auch ich gehöre zu diesen Patienten. Selbst eine Infusion, die bei Mangel oft die letzte Möglichkeit ist, wird nicht von allen problemlos vertragen.

Ein Multivitaminpräparat ohne Depotwirkung (damit es durch das schnellere Ausscheiden nach der Operation richtig verwertet wird) muss in doppelter Menge wie empfohlen aufgenommen werden. Ich nehme täglich morgens eine Multivitamintablette.

Vitamin B_{12} kann nicht mehr im Magen verwertet werden, da ein Teil des Magens stillgelegt ist und direkt an den Dünndarm angeschlossen wird und werden muss. Es muss über die Mundschleimhaut durch Tabletten, die gelutscht werden bzw. direkt im Mund schmelzen aufgenommen oder durch eine regelmäßige Injektion zugeführt werden. Da ich kein Fan von Injektionen bin, nehme ich täglich eine Schmelztablette, die unter die Zunge gelegt wird und sich dort auflöst.

Vitamin D_3 muss ebenfalls zusätzlich eingenommen werden. Entweder man besorgt sich in Apotheken oder Drogerien ein frei verkäufliches Präparat, das man täglich nimmt, oder lässt sich vom Arzt ein wöchentlich einzunehmendes Präparat verschreiben. Die Gesamtdosis beträgt 20000 IE in der Woche. Ich habe mich für Letzteres entschieden. Auch diese Tablette packe ich einmal pro Woche in den Dispenser.

Die Kosten für Vitamine und Mineralstoffe müssen wir leider selber tragen. Krankenkassen übernehmen die Kosten für Nahrungsergänzungsmittel nicht, obwohl wir nach der Operation keine andere Option haben.

Spezialpräparate

Es gibt auch Spezialpräparate für bariatrisch Operierte, die auf unsere Bedürfnisse zugeschnitten, aber auch hochpreisiger sind. Ich habe die Präparate der bekanntesten Firmen getestet, mich dann aber dagegen entschieden. Zum einen nehme ich am liebsten Tabletten und mag zum Beispiel Kaubonbons auch wegen der Zusatzstoffe und des für mein Empfinden künstlichen Geschmacks nicht. Leider habe ich auch Probleme mit den Multivitaminprodukten der Firmen bekommen, die sehr hoch dosiert sind, und musste die Einnahme abbrechen. Die

Eisenpräparate vertrug ich nicht und das Kalziumpräparat verursachte sogar einen Mangel.

Ich möchte damit auf keinen Fall diese Produkte kritisieren, aber illustrieren, welchen individuellen Problemen bariatrisch Operierten an der Stelle begegnen können.

Jeder muss sich nach der Operation, meist sogar schon kurz vor der Operation, mit diesem Thema auseinandersetzen und seinen individuellen Mix finden, der sich im Laufe der Zeit verändern kann.

Wir werden älter und verändern unsere Ernährung, was Anpassungen notwendig machen kann. Deshalb ist es auch wichtig, regelmäßig die Blutwerte zu checken, bei einem entdeckten Mangel in Absprache mit dem behandelnden Arzt und der Ernährungsberatung sofort zu reagieren und nach einigen Wochen erneut zu prüfen, ob die geänderte Therapie erfolgreich ist.

Warum ist Bewegung so wichtig?

Bereits im Kapitel zum Thema Stress (S. 144) bin ich ausführlich auf das Thema Bewegung und Sport eingegangen. Wenn von Bewegung oder von Sport die Rede ist, dann ist damit immer jeder Schritt mehr im Alltag gemeint, den wir machen. Es geht nicht darum, an einem Marathon teilzunehmen oder den Himalaya zu besteigen.

Ich verstehe, dass es sehr schwer ist, den ersten Schritt zu tun, denn wir werden beim Sport als Übergewichtige gerne mal schräg angesehen oder müssen uns gar fiese Kommentare anhören. Machen Sie sich bewusst, dass jede Gemeinheit mehr über die schwarze Seele Ihres Gegenübers sagt als über Sie selbst. Viele, die stark übergewichtig sind, ziehen sich in ihr Schneckenhäuschen zurück und der Bewegungsradius wird immer kleiner. Oft bemerken wir das gar nicht, denn so schleichend wie die Zunahme erfolgt, so schleichend kommt es auch zu Einschränkungen, die wir uns unbewusst auferlegen. Ob wir uns nicht mehr im Badeanzug zeigen, uns nicht in ein Café trauen, weil wir nicht wissen, ob der Stuhl uns aushält und wir reinpassen, oder ob wir keine längeren Wege mehr gehen, weil wir so schnell aus der Puste sind.

Durch den Rückzug verbrauchen wir natürlich auch weniger Kalorien und bauen Muskeln ab. Es ist eine Abwärtsspirale, die es zu durchbrechen gilt.

Ich war zum Glück dazu in der Lage, bereits vor der Operation die ersten Schritte in ein besseres Leben zu starten. Ich ging ins Café, ins Fitnessstudio und auch nach vielen Jahren Abstinenz ins Schwimmbad. Es tat mir gut und erweiterte meinen Bewegungsradius und meinen Horizont wieder. Es ist mir egal, dass ich auch jetzt im Badeanzug mit meinen schwabbelnden Armen und Beinen keine Topmodel-Kandidatin bin. Ich fühle mich gut und habe Schwimmen als eine wunderbare Ergänzung meines Sportprogramms entdeckt. Im Wasser zu planschen macht einfach Spaß und ist gut für die Seele.

An Bewegung herantasten

Ich habe mich an mehr Bewegung langsam herangetastet. Angefangen mit Spazierengehen mache ich heute mehrmals in der Woche Sport, gehe spazieren oder lege eine Fitness-CD ein. Auch im Alltag gehe ich öfters zu Fuß und meine neuste Investition ist ein Fahrrad, das ich in Zukunft statt des Busses nutzen möchte.

Während der Abnehmphase hat es sich immer sehr schnell gerächt, wenn ich den Sport weggelassen habe. Es hat sich sofort negativ auf meine wöchentliche Abnahme ausgewirkt. Auch jetzt in der Erhaltungsphase nehme ich schneller zu, wenn ich keinen Sport treibe.

Natürlich entscheidet vermutlich zu 80 Prozent meine Ernährung, ob ich abnehme bzw. mein Gewicht halte. Aber 20 Prozent sind trotzdem nicht zu verachten und ein wichtiges Puzzleteil.

Im Herzen bin und bleibe ich ein Faultier und ich habe immer Phasen, in denen ich mich mehr motivieren und disziplinieren muss als ein andermal. Mir helfen hier Trainingsbuddies: Mein Schweinehund kann mich überreden, den Sport ausfallen zu lassen, aber auf meine Sport-Kolleginnen macht er keinen Eindruck!

Zusammenfassend kann man sagen: Bewegung fängt mit dem ersten Schritt an! Sie ist wichtig für das körperliche und seelische Wohlbefinden und hilft nicht nur beim Abnehmen, sondern auch, danach das erreichte Gewicht zu halten.

Worauf muss ich bei der Ernährung achten?

Eines vorweg: Übergewichtige sind häufig Experten für gesunde Ernährung oder glauben wenigstens, es zu sein.

Ich bilde hier keine Ausnahme. Vor meiner OP hatte ich den Kaloriengehalt vieler Lebensmittel im Kopf und las alles über jede neue Abnehmmethode, die große Erfolge versprach.

Ob Low Fat oder Low Carb, Clean Eating oder intuitives Essen, all das ist in den letzten Jahren viel diskutiert worden. Wer sich wie ich seit Jahrzehnten mit dem Thema gezwungenermaßen befasst, merkt leider auch, dass Ernährung Moden und Meinungen unterworfen ist. Die zahlreichen Studien scheinen immer gerade das nachzuweisen, was als Fragestellung vorangestellt wurde. Die intensive Lobbyarbeit der Lebensmittelkonzerne, die gerne Studien finanzieren, die die erhofften Ergebnisse zeigen sollen, spielen auch eine Rolle. Doch selbst eine unabhängige Wissenschaft tut sich schwer, denn Studien mit Probanden können kaum unter völlig neutralen Bedingungen durchgeführt werden. Und natürlich gibt es noch viel zu erforschen und wir sind noch lange nicht am Ende unseres Wissens, was die optimale Ernährung betrifft. Dazu kommt, dass jeder von uns eine Geschichte, eine spezielle Körperchemie und einen individuellen Geschmack hat, der sich über Jahrzehnte entwickelt hat und immer weiter verändert – oder essen Sie heute noch alles gerne, was Sie vor 20 Jahren gerne aßen? Und haben Sie in dieser Zeit nicht auch Neues entdeckt und in Ihren Speiseplan integriert? Ich liebe nach wie vor einige Gerichte aus meiner Kindheit, auch Deftiges aus der Pfälzer Küche, trotzdem habe ich zum Beispiel die Thai-Küche für mich entdeckt und sie ist heute fester Bestandteil meines Speiseplanes.

Nach der Entscheidung für die OP aß ich clean

Als für mich feststand, mich operieren zu lassen, begann ich, mich möglichst clean (zu Deutsch »sauber«) zu ernähren. Wie bereits an anderer Stelle angedeutet, bedeutet das grob gesagt, möglichst natürlich zu essen, auf Vollkornprodukte zurückzugreifen, Weißmehl und Zucker zu meiden und alles, was in den Einkaufswagen wandert, mit kritischem Blick auf die Zutatenliste zu bedenken. Zusatzstoffe aus dem Chemiebaukasten sind bei der cleanen Ernährung tabu. Auf Bioqualität zu achten ist dabei konsequent, denn es ergibt wenig Sinn, Zusatzstoffe zu meiden und sich dann durch die Hintertür mit Pestiziden und Co. zu belasten. Doch nicht alle Zusatzstoffe bzw. E-Nummern sind gefährlich und ich finde es in der Praxis manchmal anstrengend, auf ein Produkt zu verzichten, weil es nicht als clean gilt. Deshalb mache ich Kompromisse. Ebenso bei Bioqualität, da die Auswahl im normalen Supermarkt immer noch bescheiden ist. Meine Richtschnur ist der Wassergehalt der Lebensmittel und die Frage, ob ich die Schale mitesse. Eine Banane hat eine dicke Schale und wird ohne diese konsumiert, ein Apfel hat eine dünne Schale und sollte mit Schale gegessen werden. Also darf die Banane auch konventionell produziert sein, den Apfel kauft man besser in Bio. Bei Zitrusfrüchten nehme ich nur Bio, seitdem ich darauf stieß, dass geraten wird, wegen der hohen Pestizidbelastung auf der Schale beim Auspressen der Früchte Handschuhe zu tragen. Da dachte ich: Dicke Schale hin oder her, ist die Schale so gefährlich, dann kann auch der Saft nicht wirklich gesund sein!

Beim Fleisch schaffe ich es immer noch so gut wie nicht, Bio zu kaufen, es ist mir schlicht zu teuer. Ich weiche aber auf einen Metzger meines Vertrauens aus, was auch kein billiges Vergnügen ist, aber immerhin stimmt die Qualität des Fleisches und die Tiere werden bei Bauern in der Nähe gemästet. Fleisch vom Discounter finde ich sehr bedenklich. Ich war immer wieder von der Qualität enttäuscht und der Einsatz von Medikamenten und die Haltungsbedingungen der Tiere machen mir Sorgen. Doch selbst beim Discounter hat Biofleisch Einzug gehalten, sodass ich mir doch hin und wieder auch Bio leiste. Ich versuche, alles so naturbelassen und unbearbeitet einzukaufen wie möglich und bereite mir mein Essen selbst zu. Damit vermeide ich die Nachteile der industriellen Herstellung von Lebensmitteln, die häufig neben den unerwünschten Zusatzstoffen zu viel Fett, Zucker und Salz enthalten.

Das schwierige Zeitmanagement

Wer wie ich eine 40-Stunden-Woche hat und dazu zwei Stunden täglich mit Hin- und Rückfahrt verbringt, muss seine Zeit gut managen. Dazu drei bis viermal in der Woche Sport – und eine kleine Auszeit von meinen »Pflichten«, die ich mir auch hin wieder gönne. Von vielen, die sich in einer solchen Situation befinden, hört man dann: »Für mich allein lohnt es sich nicht zu kochen.«

Darauf kann ich nur erwidern: »Wenn ich es mir und meinem Körper nicht wert bin, Gutes zu tun, wem dann? Gut essen und trinken hält Leib und Seele zusammen.«

Gerne heißt es auch: »Ich habe einen Mann und zwei Kinder und alle haben Extrawünsche. Da kann ich nicht auch noch mit Wünschen kommen.« Aber bedenken Sie: Wir neigen oft dazu, uns selbst hintanzustellen. Doch es ist wichtig, unseren Bedürfnissen gerecht zu werden und mit unseren Lieben Kompromisse zu finden. Das ist anstrengend und schwierig, besonders wenn wir es gewöhnt, sind, dass wir »funktionieren«. Gegen die Argumente »Ich kann nicht kochen«, »Ich koche nicht gerne« oder »Ich verbringe meine Zeit lieber anders« kann ich nur sagen, dass ich natürlich respektiere, das nicht jeder der geborene Koch ist und gerne Zeit investiert. Aber: Liegt nicht auch ein Grund für unser Übergewicht in der eigenen Bequemlichkeit, schnell was aus der Hand zu essen – Stichwort Fastfood? Niemand verlangt von Ihnen, mehr Zeit als notwendig zu investieren oder nur noch in der Küche zu stehen. Auch hier heißt das Zauberwort »Kompromiss«:

Es gibt viele Möglichkeiten, Zeit in der Küche zu sparen, zum Beispiel durch clevere Vorbereitung, heute auch kurz »Meal Prep« (»Meal Preparation«, zu Deutsch: »Essensvorbereitung«) genannt. Dazu gleich mehr. Auch vorgeschnittenes Gemüse, vorgegartes Getreide oder Fleisch gibt es im Supermarkt. Das spart Arbeit und ein Abendessen ist schnell in zehn oder 15 Minuten vorbereitet. Den Rest kann man dann am nächsten Tag als Mittagessen ins Büro mitnehmen.

Finden Sie Ihren Weg

Habe ich Sie zum Nachdenken gebracht? Ich habe »meinen Weg« gefunden, mit dem ich zum jetzigen Zeitpunkt gut klarkomme, der mir Spaß macht und guttut. Das heißt natürlich nicht, dass Sie es genauso machen müssen. Die Suche nach »Ihrem Weg« müssen Sie selber in Angriff nehmen.

Mein Rat ist hier nur: Nehmen Sie sich dabei Zeit. Machen Sie nicht einfach weiter wie zuvor, denn es ist unser Verhalten, das uns in Schwierigkeiten gebracht hat.

Die Operation ist ein massiver Eingriff in Ihren Körper und in Ihre Lebensweise, begreifen Sie sie als Chance, Ihr Leben und Ihre Lebensumstände zu hinterfragen. Mir hat diese Sichtweise sehr geholfen, positiv in mein Leben nach der OP zu starten und Problemen konstruktiv zu begegnen.

Mein Meal Prep

Ich selber war in den ersten zwölf Monaten nach der Operation sehr darauf konzentriert, erfolgreich abzunehmen und meine angeschlagene Gesundheit zu stabilisieren. Danach begann ich, Wege zu suchen, mich zeitsparender und dennoch gesund zu ernähren. Ich hatte für die Zeit nach der OP meine Arbeitszeit zwar auf 75 Prozent reduziert, aber mir war immer klar, dass ich aus finanziellen Gründen darauf hinarbeiten muss, wieder Vollzeit arbeiten zu können. Es war also absehbar, dass ich Wege finden musste, mich trotz knapper Zeit gesund zu ernähren.

Aus diesem Grund habe ich Meal Prep für mich entdeckt. Das Schöne daran: Jeder kann es nach seinen Bedürfnissen gestalten! Ich liebe es, sonntags als Vorbereitung auf die Woche Gemüse zu schnippeln und andere Komponenten wie zum Beispiel Hirse vorzukochen. Für Montag und Dienstag koche ich mein Abendessen vor, denn der Wochenstart ist oft stressig und am Dienstag komme ich spätabends nach Hause, da ich danach noch Sport mache. Mittwoch arbeite ich immer etwas kürzer und koche abends frisch sowie schon für den nächsten Tag vor, an dem ich wieder spät nach Hause komme. Das schafft Abwechslung, was mir sehr wichtig ist. Mein Kompromiss ist, einzelne Komponenten vorzubereiten und im Kühlschrank zu lagern. Wer Gemüse sonntags schnippelt oder ein paar Kartoffeln vorgart, der hat in der Woche schneller sein Essen auf dem Tisch. Fleisch friere ich gerne in passenden Portionen ein, hole es abends aus der Tiefkühltruhe und lasse es im Kühlschrank auftauen. Kräuter und Gewürze eigenen sich wunderbar, um Gerichte aufzuwerten und abzuwandeln. Mein Tipp dazu: Kaufen Sie samstags auf dem Wochenmarkt Ihre Kräuter, schlagen Sie sie in ein feuchtes Geschirrtuch ein und lagern Sie sie im Kühlschrank. Halten Sie das Tuch feucht (spätestens am Mittwoch nachschauen und evtl. welke Blätter entfernen und wieder anfeuchten). Ich verwende häufig am Freitag die letzten Kräuter, bevor ich samstags wieder frische kaufe.

Mittags und zwischendurch

Mein Mittagessen für den nächsten Tag bei der Arbeit bereite ich häufig vor dem Zubettgehen vor. Ich schnipple Rohkost, portioniere Obst und verpacke Suppe, Salate oder Ähnliches, das ich einfach am nächsten Morgen, wenn es bei mir in der Regel schnell gehen muss, in die

Tasche packen kann. Ich backe auch gerne Muffins auf Vorrat, die ich dann einfriere und portionsweise abends entnehme. Am nächsten Mittag sind sie dann aufgetaut. Sehr in Mode sind zurzeit Buddha Bowls. Hier wird Gemüse (gerne Reste vom Vortrag, roh oder gegart) oder Salat mit Eiweißquellen (Tofu, Hähnchen, Fisch, Rind usw.) kombiniert. Dazu gebe ich Kartoffeln, Hirse oder Pseudogetreide, das ich sonntags vorkoche. Separat bereite ich ein Dressing oder eine Sauce zu, die ich in einer Dose mit ins Büro nehme. Man kann die Sauce auch schon morgens dazugeben, damit alles durchziehen kann, das hängt von den Zutaten ab. Und dann gibt es Tage, da verzichte ich auf den ganzen Schnickschnack und nehme einfach ein Käsebrot ins Büro, dazu einen Salat oder Rohkost.

Außerdem plane ich einen Snack für den Nachmittag ein. Besonders an langen Tagen, an denen ich im Anschluss zur Arbeit noch Termine habe, dauert es mir zu lange bis zum Abendessen. Außerdem habe ich immer eine kleine Plastikdose mit Nüssen und Trockenobst (etwa 200 Kilokalorien) in der Handtasche. Das bewahrt mich davor, unterwegs zu naschen, und nimmt mir die Ausrede für den Abstecher zum Bäcker! Eine Handvoll Nüsse oder Mandeln genügt, manchmal zähle ich sie auch ab. Dann teile ich zum Beispiel zehn Mandeln genussvoll in zwei Bissen auf und kaue sorgfältig. Dabei entfaltet sich auch die Süße der Mandeln (das ist auch bei Nüssen der Fall), was dem Süßbedürfnis entgegenkommt. Dazu esse ich in der Regel ein Stück Obst, beispielsweise einen Apfel oder eine kleine Banane. Das verhindert mein Mittagstief und ich überbrücke die Zeit bis zum Abendessen. Da ich dreimal die Woche Sport mache, darf die Portion mit einer ganzen Handvoll auch mal etwas größer sein.

Das hört sich jetzt langweilig und nach Essen nach der Uhr an. Natürlich wechsle ich ab und esse zum Beispiel auch mal andere Nuss- oder Obstsorten oder ich bereite mir Energy Balls oder Müsliriegel zu. Gelegentlich esse ich auch etwas Gekauftes und ja, es darf auch mal ein Stück Kuchen sein, wenn zum Beispiel eine Kollegin Geburtstag feiert und ich Lust darauf habe.

Wie steht es mit Brot?

Obwohl ich auf meine Eiweißzufuhr achten muss, esse ich keine gekauften Eiweißbrote oder »Pseudobrot« wie Oopsies, damit kann man mich – ich habe es bereits erwähnt – jagen. Ich brauche richtiges Brot, aber es muss gesund sein. Wenn ich Lust habe, dann backe ich auch mal ein Brot selbst. Mittlerweile gibt es gesunde Backmischungen ohne Zucker und andere Zusätze. Hefebrot backe ich immer ohne Zucker. Es wird wunderbar locker und hat eine schöne Krume. Man muss ihm nur die nötige Zeit geben! Ich verzichte nicht nur auf Zucker, sondern wähle Vollkorn und ergänze passende Gewürze, die bei der Verdauung helfen und gut schmecken. Außerdem schneide ich dünne Scheiben, die ich dann reichhaltig mit eiweißreichen Belägen wie Quark, Käse oder Fleisch belege und lecker mit Gemüse, Obst und Kräutern verfeinere.

Das Brot und andere wertvolle Kohlenhydratquellen einfach wegzulassen und sich nur auf die Einnahme von Eiweiß zu konzentrieren, wäre kontraproduktiv. Der Körper benötigt gute Kohlenhydrate ebenso wie Fett für die Abläufe im Körper und eine gute Verdauung. Baustoffe aus Kohlenhydraten helfen bei der optimalen Verwertung des aufgenommenen Eiweißes. Kartoffeln zum Beispiel, die früher als Dickmacher verschmäht wurden, erhöhen in Kombination mit Quark, Ei oder anderen Eiweißquellen ihre biologische Wertigkeit. Das heißt, es kann mehr Eiweiß vom Körper aufgenommen werden. Auch Kombinationen mit Hülsenfrüchten sind sehr zu empfehlen.

Wie sieht es mit Frühstück aus?

Für Operierte gilt: Frühstück muss sein! Sie müssen nicht sofort nach dem Aufstehen etwas essen. Wer das nicht schafft, der isst eben erst zwei Stunden später zum ersten Mal etwas.

Wichtig ist nur, dass Sie über den Tag Ihre Mahlzeiten planen und dabei immer auch Eiweiß zu sich nehmen.

Wer mag, kann sich auch morgens einen Shake zubereiten und den im Laufe des Morgens trinken. Heute gibt es viele Angebote, von Porridge bis Müsli wird alles mit Eiweiß angereichert angeboten.

Ich bereite mir all das immer selbst zu, denn die fertigen Produkte sind in der Regel mit Zusatzstoffen vollgestopft, schmecken eher durchschnittlich und sind überteuert. Ein paar Haferflocken mit warmer Milch oder Wasser übergießen, zehn Minuten ziehen lassen, dann Eiweißpulver einrühren, etwas Obst, Nüsse und Samen nach Geschmack dazu, nach Geschmack auch noch mit Zimt, Vanille, Tonkabohne und fertigen Würzmischungen (ohne Zucker!) verfeinern – schon ist der Porridge ganz nach persönlichem Geschmack fertig. Für Fortgeschrittene: Ich rühre gerne noch fein geraspeltes Gemüse darunter wie Karotten oder Rote Bete. Skyr, der sehr eiweißreich und kalorienarm ist, schmeckt auch wunderbar dazu oder aber solo mit Gemüse, Obst und selbst gemachtem Granola.

Ich habe mich über Jahre an ein vollwertiges Frühstück herangearbeitet. Noch zu Beginn meiner Dreißiger bin ich morgens ohne Frühstück aus dem Haus gegangen. Später begann ich dann mit zwei bis drei Teelöffeln Joghurt und einer Tasse Kaffee. Wenn ich keinen Porridge oder einen Shake frühstücke, esse ich auch gerne eine dünne Scheibe Vollkornbrot, die ich mit Butter bestreiche, dazu ein Ei, mal wachsweich, mal als Rührei, und etwas Rohkost oder Obst.

Wann ist man satt?

Wer sein Essen gut kaut und sich dabei Zeit lässt, der entwickelt in der Regel ein gutes Gefühl für die Sättigung. Und das sollen wir auch, denn wir müssen uns satt essen. Ziel ist nicht, Kalorien zu zählen und zu hungern. Ich habe schon den Begriff »intuitives Essen« ins Spiel gebracht. Im Wesentlichen bedeutet das nur, in sich reinzuhören, was tut gut, was nicht und nur zu essen, wenn man Hunger hat und sich dann satt zu essen. Da ich immer ein gestörtes Verhältnis zu Essen hatte und festgestellt habe, dass das Grasen immer mal wieder ein Problem für mich ist, habe ich meine Zweifel, ob ich dieses Ziel jemals erreichen kann. Deshalb ziehe ich es vor, zur Kontrolle regelmäßig mein Essen in eine Ernährungs-App einzutragen.

Was ich in einer Woche so alles esse

Auf den folgenden Seiten liste ich auf, was ich als Mahlzeiten und Snacks bevorzuge. Manches habe ich bereits angesprochen. Ich verzichte bewusst auf konkrete Mengen- und Kalorienangaben. Am liebsten ist mir die »Handregel«: Der Eiweißanteil sollte handtellergroß sein, das Gemüse kann ein bis zwei Handvoll sein, der Anteil der Sättigungsbeilage wie Kartoffeln oder Pseudogetreide ist bei mir eine kleine Handvoll. Diese Mengen gelten für mich drei Jahre nach der Operation. Es hängt aber sehr von den einzelnen Nahrungsmitteln und deren Kombination ab, wie viel ich davon esse. Und manchmal weiß ich selbst nicht, warum ich an manchen Tagen meine Portion aufesse und an anderen Tagen nicht.

Hier ein beispielhafter Wochenplan:

Montag und Dienstag

Morgens: Kaffee mit Proteinpulver, danach ein bis zwei Eier als Rührei, pochiert oder gekocht, eine dünne Scheibe Vollkornbrot, eine Portion Butter, eine Scheibe Käse oder Wurst, Tomaten und Gurkenscheiben als Rohkost

Vormittagssnack: eine Handvoll Obst (zum Beispiel ein Apfel, ein Birne, eine kleine Banane oder Beeren)

Mittags: Bunter Quinoa-Salat mit Feta und Thunfisch

Nachmittagssnack: Rohkost, Kräuterquark und Nüsse, Proteinpulver in Flüssigkeit aufgelöst (Kaffee, Tee usw.)

Abends: Steak und Salat

Mittwoch und Donnerstag

Morgens: Kaffee mit Proteinpulver, danach ein Ei in Avocado, Rohkost

Vormittagssnack: körniger Frischkäse

Mittags: eine Scheibe Brot, Hähnchenschenkel, Rohkost

Nachmittagssnack: Milchshake mit Proteinpulver

Abends: Rote-Linsen-Suppe mit Hackfleischeinlage (am Donnerstag ersetze ich das Hackfleisch durch Feta)

Freitag

Morgens: Kaffee mit Proteinpulver, danach ein bis zwei Eier im Glas, eine Scheibe Brot, eine Portion Butter, Schnittlauch, Rohkost

Vormittagssnack: Skyr mit Obst

Mittags: ein Käsebrot, Salat und Rohkost

Nachmittags: Rohkost mit Kräuterquark

Abends: Pizza mit Lachs

Samstag und Sonntag

Morgens: Kaffee mit Proteinpulver, danach Rührei mit Schinken, ein Scheibe Brot, Rohkost

Mittags: Joghurt mit Obst und einem Esslöffel Haferflocken oder ein Stück selbstgebackener Kuchen

Abends: Ofenkotelett, Kartoffeln und Gemüse

Am Wochenende verzichte ich auf die Snacks, da ich gerne später aufstehe und auch weniger Kalorien benötige. Wenn ich am Wochenende Sport treibe, zum Beispiel eine längere Wanderung mache oder ins Schwimmbad gehe, dann gibt es auch einen zusätzlichen Snack. Besonders am Wochenende muss ich immer sehr aufpassen, dass ich nicht aus Langeweile esse oder weil ich gerade so gemütlich auf dem Sofa sitze.

Wie halte ich es mit Wiederherstellungsoperationen?

Ich habe lange überlegt, ob ich einen Antrag an Krankenkasse und Beihilfe des Bundes stellen soll. Einige der Patientinnen, die zeitgleich mit mir operiert wurden, haben bereits erste OPs hinter sich gebracht, während ich noch gegrübelt habe. Natürlich habe ich, dadurch dass ich mein Gewicht halbiert und auch noch ein schwaches Bindegewebe habe, einiges an hängender Haut. Ob Oberarme, Bauch oder Oberschenkel – da schwabbelt und wabbelt es gewaltig, was mich natürlich auch bei normalen Tätigkeiten wie beim Putzen, wenn ich zum Bus laufe oder beim Sport stört. Dazu kommt, dass sich in Hautfalten schnell Entzündungen bilden, die nur schwer wieder in den Griff zu bekommen sind. Leider habe ich sehr empfindliche Haut und besonders Salben lösen bei mir häufig weitere Probleme aus. Doch dass mein Busen von Körbchengröße C auf A geschrumpft ist, das genieße ich sogar, obwohl hier natürlich auch einiges hängt.

Für mich hat eine Wiederherstellungsoperation (kurz WHO) immer etwas von plastischer Chirurgie und Schönheitsoperation, schließlich soll überschüssige Haut entfernt werden. Vielleicht werden mir einige heftig widersprechen, aber für mich ist die Sache nicht so eindeutig. Die Risiken, die Operationen in sich tragen, sind bekannt. Sie reichen von Problemen bei der Anästhesie bis zu Wundheilungsstörungen.

Wunder darf man nicht erwarten

Was mir auch immer wieder auffällt, ist, dass Patientinnen mit falschen Erwartungen in diese OPs gehen. Wir sehen danach nicht aus wie ein Supermodel.

Der Arzt arbeitet mit dem, was vorliegt, und wer wie ich jahrzehntelang Schindluder mit seinem Körper und der eigenen Gesundheit getrieben hat, der kann keine Wunder erwarten. Bei mir hat ein Chirurg schwaches Bindegewebe und eine Menge Dehnungsstreifen vorliegen – das ist die Haut, mit der er arbeiten muss. Leider kommt bei mir dazu, was man umgangssprachlich als »schlechtes Heilfleisch« bezeichnet. Auch meine Narbenbildung ist nicht schön.

Ich weiß also, dass ich keine Wunder erwarten darf, und trotzdem bin auch ich nicht davor gefeit. Wir sind in den Medien umgeben von perfekten (retuschierten) Menschen, das beeinflusst natürlich auch das Bild, wie wir uns sehen wollen. Deshalb hilft es, im Beratungsgespräch viele Fragen zu stellen und genau zuzuhören. Manch einer hört nur, was er will und ärgert sich dann hinterher. Bitte vergessen Sie nicht, dass große Narben zurückbleiben. Nicht bei jedem verheilen Wunden optimal und bilden »schöne« Narben. Auch sollte man sich immer an die Empfehlungen für die Zeit danach halten.

Ich entschließe mich, die Anträge zu stellen

Schließlich habe ich mich trotz aller Bedenken entschlossen, die Anträge zu stellen. Erstens wollte ich abwarten, wie Krankenkasse und Beihilfe meine Situation bewerten. Ähnlich wie bei dem Antrag auf die bariatrische OP wollte ich testen, ob sie es als medizinisch notwendig anerkennen. Natürlich kann die Meinung von Krankenkasse und Co. nicht alleine ausschlaggebend für meine Entscheidung sein, schließlich sind diese nicht völlig neutral.

Die Kosten für Schönheitsoperationen werden generell nicht von den Krankenkassen übernommen, die für Wiederherstellungsoperationen dagegen manchmal nur nach langem Kampf.

Eine Bedingung ist, einige Monate (die Anforderungen differieren bei den Krankenkassen) sein Gewicht stabil zu halten. Das ist auch im Sinne des Patienten, denn nur wenn die Abnahme beendet ist und das Gewicht gehalten wird, haben solche Operationen einen Sinn. Holen Sie Ihre behandelnden Ärzte ins Boot und lassen Sie sich von allen Atteste ausstellen, die Ihre Situation betreffen. Dazu ist es wichtig, vorher regelmäßig in Behandlung gewesen zu sein. Viele glauben, es sei ausreichend, einmal zum Arzt zu gehen, die Probleme zu schildern und dann ein Attest zu erhalten. Das funktioniert nicht. Neben dem Gutachten des plastischen Chirurgen (er sollte auf WHO spezialisiert sein) empfehle ich als beteiligte Ärzte Hausarzt, Dermatologen, Gynäkologen, Orthopäden und evtl. Internisten. Ich habe Atteste von meiner Hausärztin, meiner Gynäkologin und meinem Orthopäden eingereicht. Alle haben meinen Antrag unterstützt, die Befunde aufgelistet und Gründe für die OP genannt. Auch hier gilt: Der Arzt kann nur beschreiben, was er gesehen hat. Gehen Sie nicht mit falschen Erwartungen zum Arzt! Grundsätzlich bekommt man den Rat, nicht die psychische Belastung durch die jetzige Situation als Grund für die gewünschte WHO zu nennen, auch wenn man sehr unter extrem hängenden Brüsten und anderem leidet. Dann kann es passieren, dass die Krankenkassen statt einer WHO lieber eine Verhaltenstherapie vorschlagen.

Wer Hautprobleme hat, sollte diese von Beginn an schriftlich dokumentieren und sich regelmäßig mit Fotos beim Hautarzt vorstellen. Und um ein Tabuthema anzusprechen: Manche versuchen, Hautentzündungen »künstlich« zu erzeugen. Bitte tun Sie das nicht. 99 von 100 Ärzten durchschauen den Versuch und Sie fügen sich und Ihrer Haut Schaden zu. Die moralische Keule erspare ich uns allem, nur so viel: Ich finde es nicht okay.

Ein weiterer Grund für meine Entscheidung: Menschen, die sich nach der Abnahme einer WHO unterzogen haben, halten statistisch gesehen ihr Gewicht besser. Ich habe immer Angst, wieder zuzunehmen. Natürlich werden mit dem Gewebe auch viele gefräßige Fettzellen entfernt, das ist hier sicher ein ausschlaggebender Punkt. Die meisten fühlen sich danach auch wohler in ihrer Haut, doch leider gibt es auch

Ausnahmen. Wer nach einer WHO Probleme mit seiner körperlichen Wahrnehmung hat, sollte sich nicht scheuen, professionelle Hilfe anzunehmen. Denken Sie nur an Hollywoodstars, die durch Operationen völlig verändert wirken. Ich frage mich immer, wie sie wohl damit klarkommen, dass ihnen morgens ein anderes – und leider manchmal entstelltes –, aber dafür straffes Gesicht im Spiegel entgegenblickt!

Ich bereite mich vor

Nun begann der Terminmarathon: Vorstellung bei verschiedenen meiner behandelnden Ärzte und natürlich ein Termin bei einem plastischen Chirurgen, der auf WHOs spezialisiert ist. Bis ich alle Gutachten und Atteste zusammenhatte, dauerte es zwei Monate. Dann musste ich noch bei Beihilfe und Krankenkasse ein formloses Schreiben einreichen. Nach einigen Wochen kam dann zu meiner großen Überraschung die Zusage von beiden. Um ehrlich zu sein, hatte ich mit Schwierigkeiten gerechnet.

Als nächstes stellte sich die Frage, von welchem plastischen Chirurgen ich die OP durchführen lasse. Wichtig ist meiner Meinung nach, einen Chirurgen zu wählen, zu dessen Spezialgebieten die Wiederherstellungs-OP nach starker Gewichtsreduktion gehört. Diese Operationen verlangen spezielle Kenntnisse und unsere medizinische Vorgeschichte ist häufig etwas komplizierter. Für mich ist bei Ärzten wichtig, dass „die Chemie stimmt“. Ich frage mich: Geht der Arzt auf meine Fragen ein? Werden meine Ängste ernst genommen? Welche Risiken will der Arzt eingehen? Heute werden, um Kosten zu sparen, auch mal Straffungen kombiniert. Jeder muss genau überlegen, wie er bisher die Narkose verkraftet hat und insbesondere, wie gut seine Wundheilung ist. Viele haben die Vorstellung, dass eine Hautstraffung nur ein kleiner, oberflächlicher Eingriff ist. Leider ist das ein Fehlschluss.

Wenn Sie eine Wiederherstellungs-OP ins Auge gefasst haben und die Genehmigung schon haben, dann haben Sie bereits bei einem plastischen Chirurgen ein Gutachten erstellen lassen. Sie haben dann schon mit einem plastischen Chirurgen gesprochen und eine genaue

Vorstellung, was operiert wird und mit welcher Methode. Fühlten Sie sich gut aufgehoben? Haben Sie bei dem Krankenhaus ein gutes Gefühl, in dem der Arzt angestellt ist oder Belegbetten hat? Können Sie beide Fragen mit ja beantworten und wollen Sie keinen weiteren Arzt konsultieren, dann ist das natürlich auch okay. Oder gehören Sie wie ich zu denen, die lieber eine zweite Meinung einholen? Wollen Sie sichergehen, dass die beste OP-Methode vorliegt, und sind sich unsicher? Hatten Sie vielleicht bei dem Gespräch kein gutes Gefühl oder wollen Sie lieber in ein anderes Krankenhaus gehen?

Ich habe einen OP-Termin

Bei mir war die Entscheidung auch schwierig. Am Ende verließ ich mich auf mein Bauchgefühl. Der Termin wurde Monate im Voraus festgelegt und Anfang September 2019 sollte die erste WHO stattfinden. Ich hatte als erste Operation in Absprache mit dem Arzt die Bauchstraffung ausgewählt. Vier Wochen vor der Operation wurden mir Unterlagen zugesandt. Enthalten waren Fragebögen zu Vorerkrankungen, Aufklärung über die Narkose und die OP-Methode. Außerdem war ein Blatt enthalten, auf dem alle notwendigen Voruntersuchungen, die ich absolvieren und deren Ergebnisse ich vorlegen musste, aufgeführt waren. Zusätzlich waren genaue Anweisungen zum Tag X enthalten.

Ich informierte meinen Arbeitgeber und organisierte einen Katzensitter. Außerdem wusste auch mein medizinischer Notfallkontakt, meine Tante Doris, Bescheid. Am Tag der OP rückte ich mit einem Köfferchen und einem flauen Gefühl im Magen (wie vor jeder OP) ein. Meine Unterlagen hatte ich bereits einige Tage vorher auf Wunsch des Arztes eingeschickt. Leider musste ich noch eine Weile warten, weil sich die OP verzögerte, doch irgendwann war es so weit.

Nach der OP

Als ich aus der Narkose wieder erwachte, war ich natürlich groggy und musste 24 Stunden möglichst ruhig liegen. Da der Arzt keinen Blasenkatheder gelegt hatte, war ich gezwungen, die Bettpfanne zu benutzen, was ich als sehr unangenehm empfinde. Da ich praktisch sofort wieder trinken durfte, was auch für den Kreislauf wichtig ist, lässt es sich leider nicht vermeiden. Bei mir kam hinzu, dass ich bei Aufregung mit Durchfall reagiere. Das Team kümmerte sich rührend um mich und auch das Schmerzmanagement war toll – ich hatte keine Schmerzen.

Ich musste einen Bauchgurt tragen, der sehr wichtig ist und den ich nun vier Wochen lang rund um die Uhr anbehalten musste. Am Anfang empfand ich es als sehr unangenehm, aber als die langsame Entwöhnung nach vier Wochen begann, musste ich mich überwinden, ihn abzulegen.

Bereits nach drei Tagen durfte ich nach Hause und kam erstaunlich gut klar. Insgesamt waren mir drei Drainagen gelegt worden, eine wurde am Entlassungstag gezogen. Bei meiner Entlassung trug ich also noch zwei Drainagen mit mir herum, doch die wurden bei den nachfolgenden Kontrollen gezogen. Da sie vernäht waren, musste ich mir keine Sorgen machen, dass ich mir versehentlich eine rausreißen könnte. Aufpassen muss man natürlich trotzdem, besonders, wenn man unterwegs ist.

Die Heilung

In der ersten Zeit verlief die Heilung sehr gut. Leider stellte sich nach circa drei Wochen die Kummerecke, so nannte das Fachpersonal die Stelle, an der die waagerechte und die senkrechte Naht aufeinandertreffen, als Problemfall heraus. Auch die senkrechte Naht verheilte nicht optimal. Ich stimmte zu, diese Stellen unter lokaler Betäubung übernähen zu lassen.

In der Zwischenzeit hatte ich wieder zu arbeiten begonnen. Nach dem neuen Eingriff musste ich leider abbrechen und war erneut einige Zeit krankgeschrieben. Ich hatte die Schmerzen unterschätzt. Auch konnte ich nach wie vor schlecht länger sitzen, was mein Job aber erforderte. Doch am Ende verheilte auch die Kummerecke, nur hatte sich leider an einer Stelle etwas Wundwasser gesammelt. Sollte der Körper es in den nächsten Monaten nicht selbst abbauen, wird es bei meiner nächsten Straffung, wenn die Fettschürzen an den Armen entfernt werden, punktiert.

Probleme bei der Kostenübernahme

Nach der OP weigerte sich ein Kostenträger leider, einen Teil der Kosten zu übernehmen. Privatpatientin zu sein bringt das Problem mit sich, dass die Verträge direkt mit dem Patienten abgeschlossen werden und auch eine Kostenzusage im Vorfeld keine Garantie darstellt. Die Kostenträger behalten sich vor, die Abrechnung zu prüfen. Wie ich jetzt weiß, sollte man sich immer rückversichern, dass das Krankenhaus anerkannt wird und nur das operiert wird, was auch genehmigt wurde. Chirurgen gehen vermutlich davon aus, dass man das Maximum erreichen möchte, doch nicht für alle Maßnahmen werden die Kosten übernommen. Bisher ist nichts entschieden und ich befinde mich in Verhandlungen. Eventuell verzichtet der Rechnungssteller auf Einnahmen oder der Kostenträger übernimmt doch die Kosten. Am Ende kann es aber auch sein, dass ich 900 Euro selbst zahlen muss.

Ob ich die für Herbst 2020 geplante letzte Operation, die Straffung der Oberschenkel, in Angriff nehmen werde, habe ich noch nicht endgültig entschieden. Da ich unter einem Lipödem leide, möchte ich noch eine Meinung von einem Phlebologen einholen.

Würde ich die bariatrische OP wieder machen lassen?

Bevor ich antworte, einige Sätze vorweg:

Mit Ihnen ist nichts falsch. Es gibt keinen Grund, sich zu schämen oder sich schuldig zu fühlen. Jeder hat seine eigene Geschichte, Verletzungen, Entscheidungen, das Leben, das ihn an diesen einen Punkt geführt hat.

An diesen Punkt, an dem wir merken, dass wir etwas verändern müssen. Genau, wir müssen es merken. Es geht nicht um den Partner, der Sie schlanker möchte, oder die fiesen Kommentare von Trollen, die Ihnen auf der Straße begegnen. Die haben hier alle gar nichts zu melden! Es geht nur um Sie und Ihre Bedürfnisse. Nur wenn Sie das Gefühl haben, das es Ihnen nicht gut geht, dass Sie auf dem falschen Weg sind, dann können Sie auch etwas ändern.

Wie misst man den Erfolg?

Wenn Leute mich fragen, ob die Operation ein Erfolg war, dann wird das häufig an Zahlen festgemacht oder an Sätzen wie »Ich habe mich halbiert«. Um den Erfolg zu bestimmen, müsste es ein Wohlfühl- und Gesundheitsbarometer geben. Wie bemisst man gewonnene Lebensqualität? An der Blutdruckmanschette bei der Ärztin, die wieder passt? Am gewonnen Bewegungsradius? Daran, dass ich kaum noch Medikamente nehme muss oder ohne Schmerzen gehen kann? All das kann ich nicht bemessen.

Doch es bleibt auch eine diffuse Unsicherheit: Was ist in zehn Jahren, was ist in 20 Jahren? Ein Arzt sagte kürzlich zu mir: »Adipositas ist eine chronische Krankheit. Diese Krankheit will zurückkommen.« Ich bin eine chronisch Kranke!

Meine Operation war ein Erfolg!

Meine Entscheidung war richtig!

Ich weiß nicht, was diese Krankheit mir noch abverlangen wird, welche Spätfolgen ich eventuell durch meinen ungesunden Lebenswandel und das jahrzehntelange Übergewicht erleiden werde. Doch jetzt heißt es tief durchatmen und Tacheles reden: Es ist mir egal! Das Leben ist im Hier und Jetzt und ich will leben! Die Zukunft kann kommen und bringen was sie will, mir bleibt die Erinnerung, was ich erlebt habe, was ich erreicht habe und das Vertrauen, dass ich auch die kommenden Herausforderungen meistern kann.

Doch auch das ist heute noch für mich klar: Hätte ich eine Chance gesehen, durch die konservative Methode erfolgreich abzunehmen und mein Gewicht anschließend zu halten, hätte ich mich nicht operieren lassen. Die Risiken sind bekannt: von der Infektion während der OP oder mögliche OP-Fehler über Probleme mit der Anästhesie, die lebenslang notwendige Supplementation von Vitaminen und Mineralien und die strengen Anforderungen an ein verändertes, optimiertes Essverhalten bis zu einem möglichen Früh- oder Spätdumping und Hernien. Die Liste lässt sich immer weiterführen und soll Sie nicht abschrecken, sondern nur verdeutlichen, wie radikal dieser Eingriff ist und wie er lebenslang nachwirkt.

Ich habe mir das Leben wieder zurückerobert

Blicke ich auf meine Situation im Februar 2016 zurück, dann kann ich mit Überzeugung sagen, dass ich die richtige Entscheidung für mich getroffen habe. Ich hatte keine andere Option mehr. Ich war nicht nur adipös, ich hatte Superadipositas. Die Wahrscheinlichkeit, mit konservativen Methoden eine vernünftige Abnahme dauerhaft zu stabilisieren, war nahezu null.

Ich habe mir das Leben wieder zurückerobert. Mein Bewegungsradius ist wieder größer geworden (oder sagen wir, auf die normale Größe eines erwachsenen Menschen gewachsen). Keine Gedanken mehr daran, ob ich ein Stück zu Fuß gehen kann, was ich alles am besten zusammen erledige, weil der Weg mehrfach gegangen zu beschwerlich ist. Ich habe wieder soziale Kontakte geknüpft und tue das immer noch. Ich bin entspannter und traue mir wieder mehr zu. So bin ich die JP Morgan Challenge mitgelaufen und habe mir ein Fahrrad zugelegt, auf dem ich immerhin an meinem Wohnort die Straßen unsicher mache. Ich probiere Neues und nehme dabei auch mal längere Wege in öffentlichen Verkehrsmitteln in Kauf – dank der Deutschen Bahn immer ein Abenteuer –, was ich mir vor der Operation und dem Gewichtsverlust nicht zugetraut habe. Bitte denken Sie jetzt nicht, »der Professor hat sie doch auch am Kopf operiert«! Natürlich fällt mir manches noch schwer und ich muss manchen Knoten im Magen überwinden. Aber es lohnt sich, bereichert mein Leben und macht mich glücklich.

Alles in allem kann ich sagen: Mein Leben hat sich durch die Operation rundum verbessert. Ich bin wieder aktiv geworden, bewege mich mit Freude an meinem Körper und mein Bewegungsradius hat sich um ein Vielfaches vergrößert. Meine Gesundheit, sowohl körperlich als auch mental, hat sich radikal verbessert. Ich erlebe, was Lebensfreude ist und fühle mich befreit!

Auch nach der OP ist Disziplin gefragt

Doch von den anfänglichen Komplikationen über die Disziplin während der Abnehmphase bis hin zu den täglichen Anforderungen war es teilweise ein steiniger Weg. Das Leben steht nach der OP natürlich nicht still, es kommen neue Themen, neue Herausforderungen und auch Schicksalsschläge, die es zu bewältigen gilt.

Wer wie ich eine Essstörung hat, der muss immer damit kämpfen, ähnlich wie es ein trockener Alkoholiker kennt.

Die Supplementation muss gut überwacht werden, denn es kommt immer wieder zu Ausschlägen in die eine oder andere Richtung, obwohl ich dieselben Supplemente in der gleichen Menge nehme. Mal ist ein Blutwert zu hoch (auch das kommt vor und kann gefährlich sein), mal wird ein Mangel festgestellt, der immer schwer zu beheben ist. Auch beim Eiweiß muss ich aufpassen. Mir ist klar geworden, dass ich täglich Proteinpulver ergänzen muss, obwohl ich bei jeder Mahlzeit Eiweiß einbaue. Offensichtlich verwerte ich es sehr schlecht.

Alte Probleme verändern sich

Die Abnahme wirkt sich an vielen Stellen positiv aus, kann aber auch negative Nebeneffekte haben. Zum Beispiel mein Rücken: Vor der Operation hatte ich damit Probleme, nun habe ich ebenfalls welche, die aber anders gelagert sind. Während die Probleme vor der Operation meinem Gewicht geschuldet waren, sind es jetzt die Folgeerscheinungen: Das Fett ist weg und zurück blieben Leerräume und ausgeleierte Bänder. Dazu kommt, dass ich den ganzen Tag am Computer sitze und wir Menschen dafür einfach nicht ausgelegt sind. Natürlich gibt es auch Erkrankungen, die einfach verschwunden sind. Bei mir sind es hoher Blutdruck und Diabetes. Aber auch die Schmerzen in den Füßen sind verschwunden, während sich die Knie bei größeren Anstrengungen immer mal wieder bemerkbar machen.

Diese Operation ist also keine Wunderwaffe. Sie ist ein letztes Mittel, wenn alle anderen Optionen nicht funktionieren.

So habe ich es empfunden und so würde ich es auch empfehlen. Sprechen Sie mit Ihren Ärzten, lassen Sie sich beraten. Schauen Sie sich Ihre Situation genau an, bevor Sie sich für diese Operation oder dagegen entscheiden! Ich bin zufrieden mit meiner Entscheidung und mit meinem heutigen Leben und glaube, es war die richtige Entscheidung zum richtigen Zeitpunkt.

Finden Sie Ihren eigenen Weg

Wie Ihr Weg aus der Adipositas aussieht, das entscheiden Sie! Wichtig ist, dass Sie verstehen, welche Gefahren Adipositas birgt, welche Einschränkungen Sie häufig unbewusst in Ihrem Leben durch diese Erkrankung haben und wie wichtig es für Ihre Gesundheit und ein möglichst langes glückliches Leben ist, dieser Erkrankung den Kampf anzusagen. Suchen Sie sich Hilfe, ja, fordern Sie diese Hilfe ein. Binden Sie Ihr Umfeld in diesen Prozess mit ein und lassen Sie sich nicht vertrösten, weder mit gut gemeinten Sätzen wie »So dick bist du doch nicht« oder »Du siehst doch gut aus«, noch mit bösen Sprüchen wie »Dann iss eben weniger und mach mal Sport«. Sie sind es wert!

Zu guter Letzt ein paar wichtige Stichworte

Zum Schluss möchte ich Ihnen noch einige Stichworte mit auf den Weg geben, die ich in drei Jahren lernen musste bzw. gelernt habe, die wichtig für meinen Erfolg waren, ja, ohne die es diesen Erfolg nicht gegeben hätte:

Start

Tun Sie den ersten Schritt! Das bedeutet anzuerkennen, dass Sie krank sind und Hilfe brauchen. Starten Sie heute, nicht morgen, am Monatsersten oder wenn die Sterne günstig stehen.

Schuld

Quälen Sie sich nicht mit der Frage nach der Schuld. Das bringt Sie kein Stück weiter, ganz im Gegenteil, es zermürbt.

Verantwortung

Übernehmen Sie Verantwortung für sich, Ihr Leben und Ihren Körper. Sie bestimmen von jetzt an darüber. Ist es nicht toll und befreiend, nicht mehr auf das Wunder zu warten oder die Schuld einer Situation oder anderen zu geben, sondern selbstbestimmt voranzuschreiten? Raus aus der Opferrolle, rein ins Leben!

Vergebung

Ich schreibe davon, dass ich die Spanische Inquisition für mich selbst war. Ich habe mir verziehen, über Jahrzehnte nicht gut mit mir und meinem Körper umgegangen zu sein. Kennen wir das nicht alle, dass wir anderen die schlimmsten emotionalen Verletzungen verzeihen, aber uns gnadenlos niedermachen, wenn wir ein Stück Sahnetorte während der Diät gegessen haben? Es ist meine Geschichte, ich habe sie angenommen und akzeptiert. Ich bin ein guter Mensch, ich liebe und habe Liebe verdient. Seien auch Sie gnädig mit sich!

Selbstliebe

Lernen Sie, sich und Ihren Körper zu lieben. Ein Kampf gegen die Kilos ist oft auch ein Kampf gegen den eigenen Körper. Wie aussichtslos das ist, haben wir erlebt, aber Akzeptanz, Anerkennung und schließlich Liebe zu unserem Körper, der uns durchs Leben trägt, ist unerlässlich. Und ist unser Körper nicht toll? All die komplizierten Vorgänge, bis in die kleinste Zelle. Wir sind eine wunderschöne Kreation der Natur!

Anerkennung

Sehen Sie die kleinen Erfolge, die Babyschritte, die Sie durch den Tag tragen. Loben Sie sich selbst. Morgens aufstehen, die täglichen Anforderungen, 1000 kleine schwere Entscheidungen. Wie wäre es mit einer Affirmation am Abend vorm Spiegel: Lächeln Sie sich an und sagen Sie aus vollem Herzen: »Das hast du heute gut gemacht.«

Das Tief

Der Weg zu einem gesünderen Leben ist eine Achterbahn. Sowohl körperlich als auch seelisch. Lernen Sie aus Ihren Tiefs. Sie helfen Ihnen, stärker und besser zu werden. Nehmen Sie die Herausforderung an und sehen Sie es als Chance. Chance? Ja, genau, analysieren Sie, warum Sie in diesem Tief gelandet sind, vielleicht können Sie so das nächste Tief vermindern oder ganz vermeiden. Sie werden sich im Tief furchtbar fühlen, die alten schlechten Gefühle kommen zurück, die Angst, die Scham. Doch je öfter Sie ein Tief bewältigen, umso besser werden Sie klarkommen. Sie haben nicht versagt. Tiefs haben wir alle, jeder Mensch. Wir unterscheiden uns nur darin, was wir daraus machen. Denken Sie daran: Auch wenn alles hoffnungslos erscheint, alles fließt. Das heißt, auch dieses Tief geht vorbei und Sie werden stärker und besser daraus hervorgehen!
Ich wünsche Ihnen von ganzem Herzen viel Erfolg auf Ihrem Weg und ich vertraue Ihnen und Ihren Entscheidungen. Seien Sie mutig, glauben Sie an sich!

Kapitel 5
Das Wichtigste rund um die OP – von Dr. Heike Raab

Die Entscheidung für eine Adipositas-Operation fällt sicherlich nicht leicht. Doch ist sie erst einmal gefallen, kommen viele Fragen auf. Wie beantrage ich die OP, wer sind meine Ansprechpartner? Was zeichnet die einzelnen Methoden aus, wie muss ich mich nach der OP verhalten? Was darf ich und was soll ich essen?

Was Christina Filbert teilweise schon aus ihrer persönlichen Erfahrung beschreibt, fasst die Oecotrophologin Dr. Heike Raab hier noch einmal zusammen. Als Ernährungsberaterin im Bereich der Adipositaschirurgie begleitet sie seit Jahren Patienten vor und nach ihrer Operation und weiß genau, welche Fragen sich diese stellen.

Lieber Leserin, lieber Leser,

Sie haben sicherlich mit großem Interesse die Geschichte von Frau Filbert gelesen. Vielleicht haben Sie sich sogar in dem ein oder anderen Punkt in ihrer Geschichte wiedererkannt und vielleicht hat Ihnen der Bericht Mut gemacht und den letzten Anstoß gegeben, eine solche OP auch für sich selbst in Betracht zu ziehen.

Als Oecotrophologin arbeite ich seit vielen Jahren im Bereich der Adipositaschirurgie und begleite Betroffene auf ihrem Weg zur OP und danach. Wichtig ist mir, dass Sie wissen, wie Sie das Hilfsmittel OP gut für sich nutzen können, wie Sie sich auf einen Eingriff vorbereiten und, noch viel wichtiger, wie es danach für Sie weitergeht. Essen nach der Adipositas-OP bedeutet keine neue Diät für Sie. Vielmehr sollen Sie Ihr Essen – wenn auch in kleineren Portionen – wieder genießen. Die Veränderung der Essgewohnheiten ist vor und insbesondere nach der OP außerordentlich wichtig für eine erfolgreiche Gewichtsabnahme und das Halten des erreichten Gewichts.

Ich möchte Ihnen nun noch einmal den Weg bis zur OP und die Schritte danach kurz aufzeigen. Frau Filbert hat vieles bereits aus ihrer persönlichen Erfahrung heraus geschildert. Sie finden hier nochmal kompakt zusammengefasst, was Sie wissen müssen: Wer sind Ihre Ansprechpartner, welche Formalitäten müssen erledigt werden, wer kann Sie auf diesem Weg unterstützen und begleiten?

Gutes Gelingen auf Ihrem Weg und alles Gute für Sie!

Ihre

Dr. Heike Raab

Ich interessiere mich für die OP – was muss ich tun?

Sie finden Krankenhäuser, in denen adipositaschirurgische Eingriffe durchgeführt werden, unter der Adresse der Deutschen Gesellschaft für Allgemein- und Viszeralchirurgie (DGAV). Unter folgendem Link sind zertifizierte Zentren aufgeführt: http://www.dgav.de/zertifizierung/zertifizierte-zentren/adipositas-und-metabolische-chirurgie.html. Außerdem können Sie Kontakt mit Selbsthilfegruppen aufnehmen, wo Sie sich mit Betroffenen austauschen können. Es gibt bundesweit drei große Adipositas-Selbsthilfeorganisationen, bei denen Sie jede Menge Informationen zu Adipositas, zur Operation, zu den Selbsthilfegruppen selbst und zu verschiedensten Informationsveranstaltungen bekommen können. Es handelt sich hierbei um: Adipositas Verband Deutschland e. V. (www.adipositasverband.de), Adipositaschirurgie Selbsthilfe Deutschland e. V. (www.acsdev.de) und AdipositasHilfe Deutschland e. V. (www.adipositashilfe-deutschland.de). Zudem werden auch an Kliniken und Adipositaszentren Informationsveranstaltungen durchgeführt.

Bin ich ein Kandidat für die OP? Wie sind die Voraussetzungen?

Als Maß für die Beurteilung des Körpergewichts hat sich der BMI, der Body-Mass-Index (= Körpermassenindex), etabliert. Zur Berechnung wird das Körpergewicht (in Kilogramm) durch die Körpergröße (in Metern zum Quadrat) geteilt. Der BMI wird in kg/m^2 angegeben. BMI-Werte zwischen 18,5 und 24,9 kg/m^2 gelten als Normalbereich. Bei einem BMI von 40 kg/m^2 und mehr beziehungsweise bei einem BMI zwischen 35 und 40 kg/m^2 mit Begleiterkrankungen kann Ihnen eine Adipositas-OP helfen. In den »S3-Leitlinien Chirurgie der Adipositas und metabolischer Erkrankungen« der Fachgesellschaften aus dem Jahr 2018 wird eine Adipositas-OP unter folgenden Bedingungen als Behandlungsmöglichkeit genannt:

- Bei Patienten mit einem BMI ≥ 40 kg/m^2 ohne Begleiterkrankungen und ohne Kontraindikation ist nach Erschöpfung der konservativen Therapie nach umfassender Aufklärung eine adipositaschirurgische Operation indiziert.
- Bei Patienten mit einem BMI ≥ 35 kg/m^2 mit einer oder mehreren Adipositas-assoziierten Begleiterkrankungen wie Diabetes mellitus Typ 2, Bluthochdruck, Schlafapnoe u. a. sollte eine Adipositas-OP angeboten werden, wenn die konservative Therapie erschöpft ist.

Unter bestimmten Umständen kann der Antrag auf eine Adipositas-OP auch ohne vorheriges konservatives Therapiekonzept gestellt werden:

- Bei Patienten mit einen BMI ≥ 50 kg/m^2.
- Bei Patienten, bei denen ein konservativer Therapieversuch durch das multidisziplinäre Team als nicht erfolgsversprechend bzw. aussichtslos eingestuft wurde.
- Bei Patienten mit besonderer Schwere von Begleit- und Folgeerkrankungen, die keinen Aufschub eines operativen Eingriffs erlauben.

Was bedeutet »konservatives Therapiekonzept« und »Erschöpfung der konservativen Therapie«?

Adipösen Patienten sollte zunächst ein konservatives Therapiekonzept angeboten werden, das oft auch als multimodales Konzept (MMK) bezeichnet wird. Es beinhaltet die Bausteine Ernährungs-, Verhaltens- und Bewegungstherapie, die die Grundlage jedes Gewichtsmanagements darstellen. Zum Gewichtsmanagement gehört die Gewichtsreduktion sowie die langfristige Stabilisierung des Gewichtsverlusts. Teilweise gibt es Programme, die alle drei Bausteine gleichzeitig anbieten, teilweise müssen Sie sich die jeweiligen Therapeuten auch einzeln suchen.

Sollte mithilfe dieses Therapiekonzepts keine ausreichende Gewichtsreduktion erzielt werden – das bedeutet bei einem BMI von mindestens 35 kg/m² eine Gewichtsabnahme von mehr als fünfzehn Prozent in einem Zeitraum von sechs Monaten –, so gilt die konservative Therapie als erschöpft. In der chirurgischen Leitlinie wird der Zeitraum von sechs Monaten etwas anders definiert: »Über einen Zeitraum von kumulativ sechs Monaten in zwei Jahren sollen mindestens sechs Sitzungen im Sinne von Ernährungsschulungen (als Gruppen- und/oder Einzelsitzungen möglich) stattfinden«.

Somit müssen Sie bei einem BMI unter 50 kg/m² den dort angegebenen Zeitraum nachweisen, damit bei der Krankenkasse ein Antrag auf Kostenübernahme gestellt werden kann. Achten Sie auch darauf, dass es wirklich nicht weniger als sechs Monate sind. Wir hatten vor kurzem einen Patienten, der nur fünfeinhalb Monate Ernährungstherapie absolviert hatte. Die fehlenden zwei Wochen waren der Grund für die Ablehnung des Antrags durch die Krankenkassen. Mittlerweile ist der Patient aber operiert und es geht ihm blendend.

Wie bereite ich ein Gespräch im Adipositaszentrum vor?

Sie vereinbaren zunächst einen Termin für ein Erstgespräch. Eventuell haben Sie schon Befunde, Laborergebnisse und weitere Unterlagen von anderen Ärzten, die Sie mitbringen können. Sollten Sie Medikamente einnehmen, so nehmen Sie am besten den aktuellen Medikamentenplan mit. Haben Sie Bescheinigungen von Ernährungs- und Bewegungstherapien, so bringen Sie diese ebenfalls mit bzw. machen Sie sich zu Hause eine Auflistung, was Sie schon an Abnehmversuchen hinter sich haben.

Ansonsten bedarf es keiner großen Vorbereitung. Beim Erstgespräch handelt es sich um ein Informationsgespräch. Der Chirurg wird Sie zu verschiedenen Dingen befragen, Ihnen die Operationsverfahren erklären und mit Ihnen das weitere Vorgehen besprechen. Sollten Ihnen Bausteine des multimodalen Konzepts fehlen, wird er Sie darauf aufmerksam machen und mit Ihnen besprechen, an welche Therapeuten Sie sich dafür wenden können.

Wie geht es dann weiter, wie stelle ich einen Antrag?

Nach wie vor muss bei der Krankenkasse ein Antrag auf Kostenübernahme der Adipositas-OP gestellt werden. Folgende Unterlagen benötigen Sie dafür:

- das Gutachten Ihres Adipositas-Chirurgen,
- ein persönliches Anschreiben, in dem Sie schildern, warum für Sie die Adipositas-OP wichtig ist (wie ein solches Anschreiben aussehen kann, besprechen Sie am besten in Ihrer Selbsthilfegruppe oder im Adipositaszentrum),
- ein psychologisches Gutachten,
- die Bescheinigung der Ernährungstherapie,
- die Bescheinigung der Bewegungstherapie bzw. eine Bescheinigung, weshalb Sie keine Bewegungstherapie durchführen können (z. B. vom Orthopäden),
- weitere Bescheinigung von Ihrem Hausarzt und Ihren behandelnden Ärzten (z. B. Gynäkologe, Diabetologe, Endokrinologe),
- eine Bescheinigung einer Selbsthilfegruppe, falls Sie eine besuchen.

Wenn Sie alle Unterlagen zusammenhaben, können Sie nochmals einen Termin im Adipositaszentrum vereinbaren und das weitere Vorgehen besprechen. Alle Unterlagen reichen Sie bei Ihrer Krankenkasse ein. Teilweise übernimmt auch das Adipositaszentrum die Antragsstellung für Sie, das ist von Krankenhaus zu Krankenhaus unterschiedlich.

Die Krankenkasse muss Ihnen innerhalb von drei Wochen antworten. Tut sie dies nicht, so gilt der Antrag als genehmigt. In den meisten Fällen erhalten jedoch die Patienten ein Schreiben der Krankenkasse mit dem Hinweis, dass der Antrag an den MDK (den Medizinischen Dienst der Krankenkassen) weitergeleitet wurde. Damit verlängert sich die Frist; die Krankenkasse muss Ihnen dann innerhalb von fünf Wochen nach Antragseingang antworten. Oft werden die Patienten auch vom

MDK »begutachtet« Sollten Sie eine Ablehnung der Krankenkasse erhalten, so teilen Sie dies Ihrer Klinik unverzüglich mit und legen Sie sofort Widerspruch ein. Bei Fragen können Sie sich immer an Ihr Adipositaszentrum wenden. In schwierigen Fällen ist evtl. sogar juristischer Beistand notwendig. Hier gibt es Anwälte, die sich auf solche Fälle spezialisiert haben und Sie entsprechend unterstützen können.

Welche OP-Verfahren gibt es?

Die Adipositas-Chirurgie kennt verschiedene Operationsverfahren, den Magen zu verkleinern und damit das Abnehmen und das Halten des Gewichts dauerhaft zu unterstützen. Die gängigsten Verfahren sind Schlauchmagen, RYGB-Magenbypass und Ein-Anastomosen-/Mini-Magenbypass (OAGB/MGB), der vormals auch als Omega-Loop-Bypass bezeichnet wurde. Alle Verfahren haben Vor- und Nachteile. Welches das für Sie geeignete Verfahren ist, besprechen Sie am besten mit Ihrem Chirurgen im Adipositaszentrum.

Prinzipiell lassen sich restriktive (einschränkende) und gemischte Verfahren unterscheiden. Bei einer restriktiven Methode wie beim Schlauchmagen wird das Magenvolumen verringert. Dadurch wird bereits mit kleinen Essensportionen ein Sättigungsgefühl erreicht. Bei gemischten Verfahren wie z. B. beim Magenbypass wird sowohl der Magen verkleinert (Restriktion) als auch ein bestimmter Teil des Darms umgangen. Dadurch kommt es zu einer schlechteren Aufnahme bestimmter Nährstoffe (Malabsorption).

Schlauchmagen (Sleeve)

Die Schlauchmagenoperation gehört zu den restriktiven Verfahren. Sie gilt als Standardverfahren und wird weltweit neben der Magenbypass-Operation am häufigsten durchgeführt. Dabei wird ein großer Teil des Magens in der Längsachse abgetrennt. Diese Operation kann nicht mehr rückgängig gemacht werden, da der abgetrennte Magenanteil aus dem Bauchraum entfernt wird. Der Darm bleibt unverändert. Es entsteht ein schmaler, schlauchförmiger Restmagen, der ein Volumen von 70 bis 150 Millilitern (siehe Abb., S. 191) hat. Dadurch vermitteln bereits kleine Nahrungsmengen ein ausgeprägtes Sättigungsgefühl. Gleichzeitig kommt es zu einer Beeinflussung des Hungerhormons Ghrelin, das an der Regulierung der Energieaufnahme des Körpers beteiligt ist. Es wird in einem Teil des Magens, dem sogenannten Fundus, gebildet. Da dieser bei der OP entfernt wird, sinkt der Ghrelinspiegel nach der Operation deutlich ab und es tritt weniger Hungergefühl auf. Der Effekt von Ghrelin auf die Gewichtsabnahme ist allerdings nicht eindeutig, da Ghrelin auch in anderen Organen des Körpers gebildet werden kann.

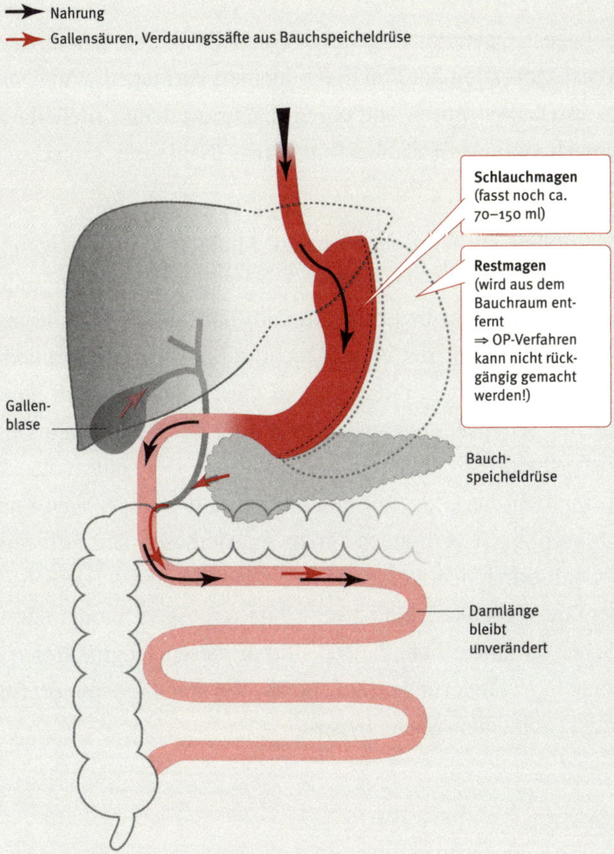

Folgende Vitamine und Mineralstoffe müssen lebenslang supplementiert werden:

Multivitamin mit Mineralstoffen, Kalzium, Vitamin D, Vitamin B_{12} und Eisen.

Schlauchmagen

Magenbypass (Roux-Y-Magenbypass)

Magenbypass-Operationen gehören ebenfalls zu den Standardverfahren. Diese Operation hat durch den kleinen Vormagen (Magenpouch) einen restriktiven Anteil und einen malabsorptiven Anteil, da durch die Umgehung eines Teils des Dünndarms Nährstoffe schlechter aufgenommen werden.

Am Mageneingang wird ein 15 bis 20 Milliliter kleiner Magenpouch gebildet. Der Hauptteil des Magens wird blind verschlossen und verbleibt in seiner ursprünglichen Lage im Bauchraum. Der Dünndarm wird durchtrennt und der obere Abschnitt (Zwölffingerdarm und oberer Teil des Leerdarms) umgangen. In diesen Bereich, auch biliopankreatischer Schenkel genannt, münden die Verdauungssäfte aus der Bauchspeicheldrüse und die Gallensäuren. Der unterhalb dieser Durchtrennung liegende Teil des Darms wird hochgezogen und mit dem Magenpouch verbunden (erste Anastomose). Die Nahrung gelangt somit durch den kleinen Magen direkt in diesen Darmabschnitt (alimentärer Schenkel). Eine zweite Anastomose verbindet diese beiden Schenkel (siehe Abb., S. 193). Durch diesen Eingriff treten auch hormonelle Veränderungen auf. Menschen mit Diabetes profitieren besonders von einem Magenbypass.

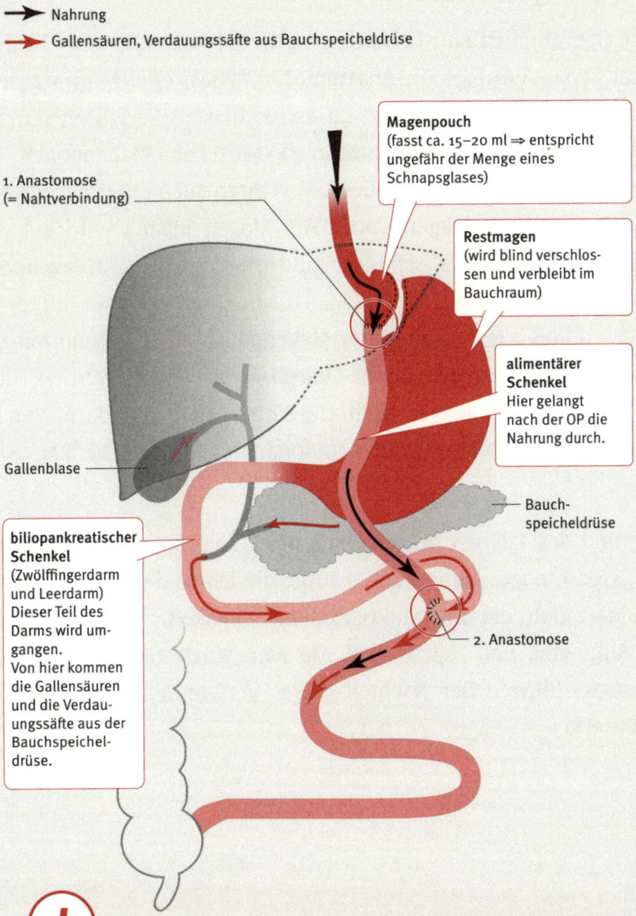

Folgende Vitamine und Mineralstoffe müssen lebenslang supplementiert werden:

Multivitamin mit Mineralstoffen, Kalzium, Vitamin D, Vitamin B_{12} und Eisen.

Raab H. Gut essen rund um die Adipositas-OP. 2. Aufl. Stuttgart: TRIAS Verlag; 2020

Magenbypass

Ein-Anastomosen-/Mini-Magenbypass (OAGB/MGB)

Diese Operation ist eine besondere Form der Magenbypass-Chirurgie. Dieser Bypass wird als Ein-Anastomosen-Bypass oder Mini-Magenbypass (OAGB/MGB) bezeichnet, da es bei diesem Verfahren nur eine neue Nahtverbindung (Anastomose) zwischen Magenpouch und Dünndarm gibt. Bekannt ist dieses Verfahren auch unter der Bezeichnung Omega-Loop-Magenbypass. Am Mageneingang wird ein etwa 50 Milliliter fassender schmaler und eher länglicher Magenpouch gebildet. Der Hauptteil des Magens wird hier ebenfalls blind verschlossen und ausgeschaltet, der Magenpouch anschließend mit dem Dünndarm verbunden. Beim Omega-Loop-Bypass werden meist 200 Zentimeter, teilweise auch 150 Zentimeter Dünndarm von der Nahrungspassage ausgeschaltet (biliopankreatischer Schenkel; siehe Abb., S. 195).

Aufgrund des kleinen Magens kommt es zum einen zur Restriktion der Essensmenge. Zum anderen führt die Länge des ausgeschalteten Dünndarmteils, des biliopankreatischen Schenkels, zu einer schlechteren Aufnahme von Nährstoffen. Sie kann auch zu Fettverdauungsstörungen führen. Der Nachteil dieses Verfahrens ist der mögliche Gallenreflux.

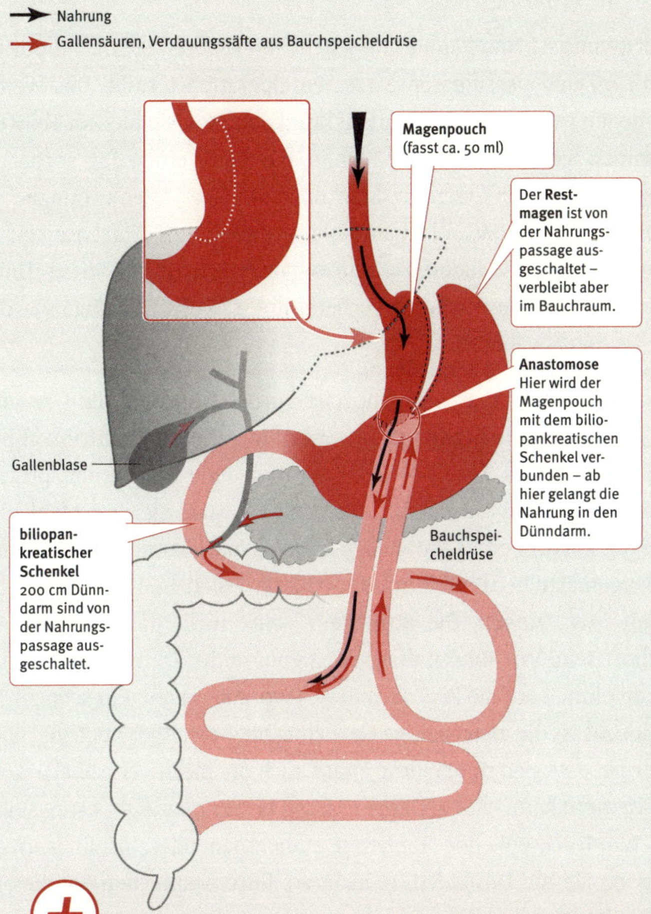

Folgende Vitamine und Mineralstoffe müssen lebenslang supplementiert werden:

Multivitamin mit Mineralstoffen, Kalzium, Vitamin D, Vitamin B_{12} und Eisen.

Raab H. Gut essen rund um die Adipositas-OP. 2. Aufl. Stuttgart: TRIAS Verlag; 2020

Ein-Anastomosen-/Mini-Magenbypass

Ich habe die Zusage der Krankenkasse – und nun?

Glückwunsch! Nun kann es losgehen! Informieren Sie Ihr Adipositaszentrum und vereinbaren Sie einen Operationstermin. Das weitere Vorgehen ist von Krankenhaus zu Krankenhaus verschieden. Teilweise kommen Sie direkt zum OP-Termin, das heißt einen Tag vorher, ins Krankenhaus. Dort werden dann noch weitere Untersuchungen wie Blutentnahme, EKG, Lungenfunktionstest und Magenspiegelung durchgeführt. In anderen Krankenhäusern wird für diese Untersuchungen ein sogenannter Vorbereitungstag etwa 14 Tage vor dem OP-Termin angeboten.

Auch die ernährungstherapeutische Vorbereitung auf die Operation ist nicht einheitlich geregelt. In unserem Adipositaszentrum führen die Patienten 14 Tage vor der Operation eine sogenannte proteinbetonte Flüssigphase durch. Dies bedeutet, dass sie drei Mahlzeiten pro Tag in Form eines Proteindrinks, einer pürierten Suppe und eines selbstgemachten »Proteindrinks« (Quark, Milch und püriertes Obst) essen bzw. trinken. Die Konsistenz sollte nicht dicker als die von Joghurt sein. Wir führen diese Flüssigphase durch, um den Patienten schon einmal auf die Zeit nach der OP vorzubereiten. Ein schöner Nebeneffekt ist die gleichzeitige Gewichtsabnahme. Aber noch viel wichtiger ist, dass sich durch diese Phase auch die meist vergrößerte Leber verkleinern kann, wodurch der Chirurg besser operieren kann. Sollten Sie blutdrucksenkende Tabletten einnehmen oder Insulin spritzen, müssen Sie die Dosis evtl. reduzieren. Bitte besprechen Sie dies mit Ihrem Hausarzt.

Was passiert im Krankenhaus und wie lange bin ich dort?

Zum vereinbarten Termin werden Sie stationär aufgenommen. Einen Tag später ist die Operation, zuvor führen Sie selbstverständlich noch Gespräche mit den zuständigen Ärzten (Chirurg, Narkosearzt). Die Nacht nach der OP verbringen Sie auf einer Überwachungsstation. Dies findet routinemäßig statt, damit Sie direkt nach der OP gut versorgt sind. Am nächsten Tag kommen Sie wieder in Ihr Zimmer auf Station und werden zunächst mit Infusionen versorgt. Sie können, wenn Ihnen der Chirurg grünes Licht gibt, langsam zu trinken beginnen. Geeignet sind stilles Wasser und Tee. Am zweiten postoperativen Tag trinken Sie weiter und beginnen mit dem Essen. Auch der Kostaufbau nach der OP ist nicht in jeder Klinik gleich. Unsere Patienten bekommen zum Frühstück Naturjoghurt, mittags gibt es eine pürierte Suppe und abends Naturjoghurt, Quark oder nochmals eine pürierte Suppe. Portionsgrößen sind ca. 150 Milliliter, wobei die meisten Patienten diese Menge nach der OP gar nicht schaffen. Meist bekommen die Patienten täglich zusätzlich noch eine proteinreiche fertige Trinknahrung. Sobald die Patienten etwas fitter sind, findet auch eine ausführliche Ernährungsschulung statt.

Entlassung ist, wenn alles planmäßig verläuft, am vierten oder fünften postoperativen Tag. Somit sind Sie insgesamt sechs bis sieben Tage im Krankenhaus.

Für wie lange bin ich krankgeschrieben?

Das ist nicht so einfach zu beantworten. Es hängt davon ab, welche berufliche Tätigkeit Sie ausüben. Haben Sie eine eher sitzende Tätigkeit, sind es zwei bis vier Wochen, müssen Sie körperlich arbeiten und evtl. auch heben, dann sind Sie sicherlich länger krankgeschrieben. Dies können Sie aber auch bei den Gesprächen mit dem Chirurgen erfragen.

Ab wann kann ich mit Bewegung anfangen?

Mit Bewegung können Sie sofort beginnen. Sie werden auch im Krankenhaus schnell mobilisiert, sprich, Sie sollen sich auch hier schon bewegen. Kleine Spaziergänge sind sicherlich kein Thema. Mit intensiverer Bewegung wie Schwimmen oder Aqua-Gymnastik sollten Sie allerdings noch warten. Nach zehn bis 14 Tagen werden die Klammern entfernt und dann sollten die Wunden noch richtig abheilen. Nach vier bis sechs Wochen können Sie dann loslegen.

Was kann und soll ich nach der Operation essen?

Leider gibt es dazu keine einheitlichen Empfehlungen. In den einzelnen Krankenhäusern wird der Kostaufbau nach der OP unterschiedlich gehandhabt. Wir orientieren uns schon seit vielen Jahren an den Empfehlungen der amerikanischen Fachgesellschaft. Ein kurzer Vergleich zeigt: In den USA wurden im Jahr 2016 ca. 194000 Patienten, in Deutschland im gleichen Zeitraum ca. 10000 Patienten operiert. Somit können wir uns guten Gewissens an diesem Mehr an Erfahrung orientieren.

Für Sie als Patient bedeutet das einen Kostaufbau von nochmals vier Wochen Flüssigphase, gefolgt von zwei bis drei Tagen festeren Essens. Danach können Sie verschiedenste Lebensmittel ausprobieren. In der Flüssigphase sollten Sie vier kleine Mahlzeiten pro Tag essen, die Konsistenz wieder nicht dicker als Joghurt und vor allem proteinreich. Versuchen Sie in dieser Zeit, einen bis eineinhalb Liter täglich zu trinken. Geeignet sind stilles Wasser und Kräutertee. Trennen Sie Essen und Trinken!

Nach den vier Wochen können Sie dann endlich wieder kauen. Achten Sie weiterhin auf vier kleine Mahlzeiten und essen Sie zu jeder Mahlzeit Eiweiß. Dies ist besonders enthalten in Milch und Milchprodukten, Eiern, Fleisch, Fisch, Geflügel und Hülsenfrüchten. Versuchen Sie, pro Tag auf eine Trinkmenge von eineinhalb bis zwei Litern zu kommen. Geeignet sind stilles Wasser, Tee, Kaffee, zucker- und kohlensäurefreie Getränke. Trennen Sie Ihr Essen und Trinken nach wie vor!

Bedenken Sie, Sie machen nach der Adipositas-OP keine neue Diät, sondern verändern langfristig Ihre Ernährungsgewohnheiten. Wenn Sie sich hier unsicher sind, so holen Sie sich Unterstützung bei Ihrer Ernährungsfachkraft.

Hier die allgemeinen Ernährungsempfehlungen nach der Adipositas-OP kurz zusammengefasst. Eine ausführliche Beratung sollten Sie in Ihrem Adipositaszentrum erhalten.

- Essen Sie vier Mahlzeiten pro Tag.
- Essen Sie langsam essen, kauen Sie gut und hören Sie beim ersten Anzeichen einer Sättigung mit dem Essen auf.
- Achten Sie auf Ihre Eiweißzufuhr. Sie sollten pro Tag 60 bis 80 Gramm essen. Das ist in der Flüssigphase noch schwierig, aber danach sollten Sie es besonders berücksichtigen. Wenn Sie Fragen dazu haben, kontaktieren Sie Ihre Ernährungstherapeutin.
- Trinken Sie schluckweise.
- Trinken Sie keine kohlensäure- und zuckerhaltigen Getränke.
- Trennen Sie Essen und Trinken – hören Sie 30 Minuten vor der Mahlzeit mit dem Trinken auf und beginnen Sie 30 Minuten nach der Mahlzeit wieder damit.
- Bewegen Sie sich regelmäßig.
- Nehmen Sie Ihre Supplemente, also Vitamine und Mineralstoffe, regelmäßig und ein Leben lang ein.

Wie viel kann ich abnehmen? Nehme ich auch wieder zu?

Zunächst einmal ist die Operation ein wunderbares Hilfsmittel, um Gewicht zu reduzieren und es vor allem auch zu halten. Die stärkste Gewichtsabnahme erfolgt in den ersten sechs Monaten, danach sinkt das Gewicht langsamer. Selbstverständlich wird es auch einmal zu einem Gewichtsstillstand kommen, das ist nichts Ungewöhnliches. Beim einen kommt er vielleicht vier Wochen nach der OP, beim anderen erst drei Monate danach. Sie können in diesem Fall immer noch einmal überprüfen, ob Sie genügend essen, ob Sie auf Ihre Eiweißmenge von 60 bis 80 Gramm pro Tag kommen und ob Sie sich ausreichend bewegen. Sollte alles so weit in Ordnung sein, so können Sie ganz entspannt mit dem Gewichtsstillstand umgehen.

Im Schnitt können Sie 60 bis 70 Prozent Ihres Übergewichtes durch eine Adipositas-OP abnehmen. Ein Beispiel: Sie sind 170 Zentimeter groß und haben ein Gewicht von 140 Kilo. Ihr Normalgewicht wäre bei 70 Kilo (170 Zentimeter – 100 = 70 Kilo). Sie hätten also 70 Kilo Übergewicht. Wenn Sie nach einem Jahr 42 bis 49 Kilo Gewicht abgenommen haben, so ist die OP ein großer Erfolg. Das Ziel der OP ist nicht, dass Sie Ihr Normalgewicht erreichen.

Viele Patienten erreichen diesen Erfolg und können das Gewicht dann auch halten. Ob und wieweit das möglich ist, hängt mit den Lebensgewohnheiten zusammen. Selbstverständlich können Sie nach jeder Operation auch wieder an Gewicht zunehmen. Meist ist nach eineinhalb bis zwei Jahren eine leichte Gewichtszunahme von vier bis fünf Kilo zu erwarten. Dies ist nichts Dramatisches, solange es in dieser Größenordnung bleibt. Sollten Sie mehr zunehmen, so sollten Sie schleunigst einen Termin bei Ihrer Ernährungsfachkraft vereinbaren. Am besten schreiben Sie wieder ein Ernährungstagebuch, um zu sehen, ob sich wieder alte Gewohnheiten eingeschlichen haben. Wir hatten bereits einige Patienten, die sich wegen einer Gewichtswiederzunahme schämten und lieber zu Hause geblieben sind, anstatt sich im Zentrum zu melden. Bitte tun Sie das nicht, sollten Sie nach der OP wieder einige Kilos zunehmen. Die Zentren sind dazu da, Sie zu unterstützen und Ihnen zu helfen, damit Sie das Hilfsmittel Operation gut für sich nutzen können.

Wie lange muss ich Vitamine und Mineralstoffe nehmen?

Bereits vor der OP ist bei vielen Patienten ein Mangel an bestimmten Nährstoffen, wie z. B. Vitamin D und Vitamin B_{12} festzustellen. Verantwortlich hierfür können ungünstige Essgewohnheiten, Lebensmittel mit vielen Kalorien und wenigen Nährstoffen und evtl. auch eine bakterielle Fehlbesiedelung des Darms sein. Sollte bei Ihnen ein Nährstoffmangel vor der OP festgestellt worden sein, so sollte dieser auch schon vor der OP behandelt werden.

Nach der OP, egal welches Verfahren bei Ihnen durchgeführt wurde, ist das Risiko für einen Mangel an Vitaminen und Mineralstoffen aus verschiedenen Gründen erhöht. Zum einen können Sie nur noch kleine Portionen essen und nehmen somit weniger Nährstoffe auf. Zum anderen kann es zu Unverträglichkeiten gegenüber bestimmten Lebensmitteln wie z. B. Fleisch kommen, wodurch in diesem Fall eine gute Eiweiß- und Eisenquelle wegfällt. Bei den Bypass-Verfahren können Sie aufgrund der Umgehung bestimmter Darmabschnitte bestimmte Nährstoffe auch nicht mehr so gut aufnehmen.

Aus diesem Grund ist die regelmäßige und lebenslange Einnahme von Vitaminen und Mineralstoffen ein absolutes Muss für Sie! Sie sollen abnehmen, aber dabei keinen Nährstoffmangel entwickeln.

Wie lange muss ich zur Nachsorge?

Die Nachsorge ist ein ganz wichtiger Aspekt und sollte lebenslang durchgeführt werden. Im ersten Jahr nach der Operation sollten Sie nach vier Wochen, nach drei und sechs und zwölf Monaten zu den regulären Nachsorgeterminen in Ihr Adipositaszentrum gehen. Danach finden diese Termine nur noch einmal pro Jahr statt. Sollten Sie zwischendurch Fragen oder Probleme haben, so können Sie sich selbstverständlich jederzeit an Ihr Adipositaszentrum wenden. Bitte nehmen Sie diese Termine auch wahr. Sollten sich im Laufe der Zeit irgendwelche »Fehler« einschleichen, z. B. eine zu geringe Eiweißaufnahme oder eine Gewichtszunahme von zwei bis fünf Kilo, so kann dies zeitnah besprochen und gelöst werden.